儿童
近视防控指南

李莉 著

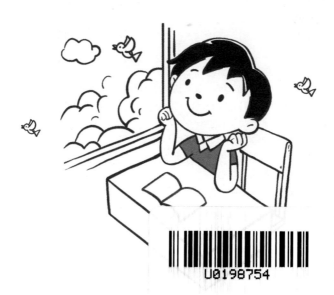

中国妇女出版社

图书在版编目（CIP）数据

儿童近视防控指南 / 李莉著. -- 北京 ：中国妇女
出版社，2024.4
　　ISBN 978-7-5127-2359-7

　　Ⅰ.①儿… Ⅱ.①李… Ⅲ.①儿童－近视－预防(卫
生)－指南 Ⅳ.①R778.101-62

中国国家版本馆CIP数据核字（2024）第007830号

责任编辑：张凌云
封面设计：末末美书
责任印制：李志国

出版发行：中国妇女出版社
地　　址：北京市东城区史家胡同甲24号　　邮政编码：100010
电　　话：（010）65133160（发行部）　　65133161（邮购）
网　　址：www.womenbooks.cn
邮　　箱：zgfncbs@womenbooks.cn
法律顾问：北京市道可特律师事务所
经　　销：各地新华书店
印　　刷：小森印刷（北京）有限公司

开　　本：150mm×215mm　1/16
印　　张：12.5
字　　数：100千字
版　　次：2024年4月第1版　　2024年4月第1次印刷
定　　价：59.80元

如有印装错误，请与发行部联系

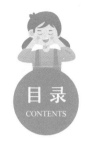

目 录
CONTENTS

Part 6　关于预防近视的各种事

Part 7　增强视觉功能的食物和训练

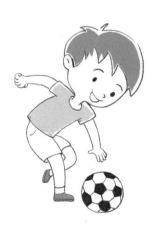

Part 1

关于眼睛，
这些知识应该了解

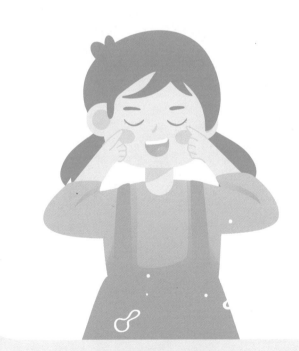

儿童及青少年视觉发育特点

为了找出孩子视力不良的原因，我们需要先了解孩子的视觉是如何发育的。婴幼儿视觉发育过程主要有三个特点：看到的图像由模糊逐渐变为清晰；色觉由灰暗变为彩色；立体视觉逐步形成，物体视觉由平面变为立体。视觉发育的过程主要经历三个阶段：从出生至 2 个月是对单纯和强烈视觉信息的简单反馈阶段，3 至 6 个月进入物体的辨认以及眼球运动的控制阶段，7 个月至 6 岁进入形成立体视觉并精细辨认物体的空间深度阶段。

那么，孩子在出生后不同时期的视力具体表现是什么样的呢？简单来说，新生儿至出生后 1 个月视力约为 0.05，即可以看到眼前约 20 厘米远的物体，可以对眼前摆动的手做出反应；3 个月时随着头颈部稳定性增强，可以更好地控制眼球运动，形成注视能力和追随运动能力，能够辨识不同的面孔；6个月时能够真正用双眼同时看物体，获得正常的"两眼视觉"，开始发育立体视觉，建立三维空间感，视力约为 0.1；1 岁左右视力约为 0.2；3 岁时可以学会查视力表，平均视力达到 0.5；4～5 岁平均视力为 0.6～0.8；6 岁以上最低视力达到 1.0 及以上，平均可以达到 0.8 以上。

1 岁前是婴幼儿视觉发育的黄金期，出生后半年视觉功能发育最快，出生后 6 个月达到视觉发育的关键期，此后可以形成自由控制眼球精细运动的能力，立体视觉逐步形成，6 岁时基本完成视觉功能的发育。因此，家长可以根据婴幼儿早期阶段视物的反应对孩子进行观察和简单的评估，同时建议在孩子出生后 6 个月时进行第一次视力筛查，便于尽早发现孩子视力异常，进行及时的干预和治疗。另外，视力检查时若发现双眼的屈光度数相差 ≥ 1.50D，或双眼矫正视力相差视力表 2 行及以上，应当警惕单眼弱视的可能性，需要到医院做进一步检查。

眼球有哪些结构

眼是视觉器官，眼球结构决定了我们的眼睛可以接收到外界的光信号并在大脑中形成清晰的图像。眼球的体积虽小——成年人眼球为24毫米——但内部具有十分复杂的结构。

眼球包括眼球壁和眼内容物。其中，眼球壁由外层的角膜和巩膜、中层的葡萄膜，以及内层的视网膜组成。为了方便理解，可以把眼球比作一台照相机，从前到后的结构依次是角膜、前房、虹膜（中心为瞳孔）、晶状体、玻璃体、视网膜以及后面的视神经等。除此之外，还有附着在眼球周围控制眼球运动的眼外肌等结构。

角膜位于眼球最前端，呈透明圆形，类似照相机的

"滤镜"。除了起到保护"镜头"的作用，角膜的透明性决定了光线是否可以穿透角膜进入眼内。除了受本身结构影响，角膜的透明度还依赖于泪液分泌和蒸发的能力等。角膜的另一个重要作用是屈光，作为眼屈光系统中屈光力最大的结构，角膜占全眼屈光力的70%。

光线穿过角膜后到达瞳孔。它是我们"黑色眼球"中央的圆形孔洞，由周围虹膜组成，大小可以随光线的强弱而改变。正常瞳孔直径平均为3毫米。瞳孔相当于照相机的光圈，帮助眼球进行景深的调节，即光线变强时、注视物体由远及近时，瞳孔缩小，反之瞳孔变大。

光线穿过瞳孔后到达的下一个透明结构是晶状体。晶状体相当于照相机的变焦镜头，位于虹膜和玻璃体之间，形态类似一个透明的双面凸透镜。随着年龄增长，晶状体体积也在不断变化。它的透明性和屈光力使其成为眼屈光介质重要的组成部分。之所以称其为"变焦镜头"，是由于晶状体可以通过周围睫状肌的收缩和松弛来改变自身厚度，从而让人在注视不同距离的物体时都可以清晰聚焦。晶状体和周围睫状肌共同组成了眼球内的"调焦系统"，各种原因引起的晶状体弹性下降、睫状肌收缩能力减退，都会造成眼的调节能力下降而导致看不清。

玻璃体是位于晶状体后的透明胶体，是眼球内体积最大的结构，占整个眼球内容物的 4/5，具有无色透明的性质，也是眼屈光系统中的组成部分。

光线透过玻璃体最后投射到视网膜上。视网膜是位于眼球后部的一层透明薄膜，上面分布致密的血管和神经细胞，相当于照相机的底片，是主要的捕光和光刺激信号处理结构。它将光刺激转化为电刺激信号，通过视神经最终将信息传递给大脑（视皮质），从而产生视觉。

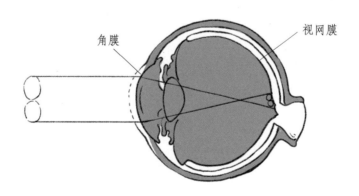

角膜

视网膜

小小的眼球内各个复杂精细的结构共同决定了孩子的视觉质量。如果孩子反馈"视物模糊"或者"视力下降"，家长不能简单地认为配一副眼镜就可以解决，还需要及时带孩子到医院进行检查，找出根本原因所在。

儿童眼睛的发育规律

眼球各个部分在视觉形成中起着不同的重要作用，眼球结构的正常发育是视觉发育的基础。

新生儿的角膜直径为 9 ～ 10 毫米，1 岁以内增长最快，3 岁儿童的角膜直径已接近成年人，为 11 ～ 12 毫米。角膜随着年龄增加由厚变薄、曲率由大变小、形态由陡变平。

儿童在出生时，晶状体直径约 5 毫米，随后由球形逐渐变得扁平化，3 岁以内变化最明显。随着年龄增加，晶状体核越来越大，弹性和透明性也会随之降低。

视网膜上视力最敏锐的部位是黄斑中心凹，主要由视锥细胞组成，该部位发育早于周边视网膜，在儿童大约

15 个月时发育接近成熟，到 4 岁时基本成熟。在此期间，随着视锥细胞向中心凹的集中，视觉敏感度也迅速提高。

除此之外，眼球大小也随着年龄增加而逐渐增长。眼球的前后径长度，也就是眼轴的发育可以分为三个生长期：出生时眼轴只有 14.5 ～ 16.5 毫米，在出生 6 个月内增加 3 ～ 4 毫米，1 岁以前可再增加 2 毫米；2 ～ 5 岁和 5 ～ 13 岁这两个阶段眼轴增长速度下降，每个阶段的轴向长度增加 1 ～ 1.4 毫米，8 岁时眼轴接近成年人水平，为 23 ～ 24 毫米。除去角膜和晶状体的因素，如果眼轴增长速度过快，会直接导致近视度数加深。也就是说，眼轴的长度和增长速度与近视度数关系密切，眼轴可以作为评估近视控制情况的客观指标之一。

儿童出生时眼轴比成年人短，因此出生后随着眼轴逐渐增长，屈光状态由远视向正视转变，直至达到成年人正常水平，这个过程被称为"正视化"。正视化之前的远视屈光度，我们常称之为"生理性远视"或"远视储备"，会随着年龄增加逐渐减少。若儿童在视力正视化完成前就已经消耗掉远视储备，比如过早长时间近距离用眼等，就很容易发展为近视。

那么，如何检测远视储备呢？最准确的测量方法是根据年龄使用不同睫状肌麻痹药物，如 1.0% 硫酸阿托品眼用凝胶、1.0% 盐酸环喷托酯滴眼液或 0.5% 复方托吡卡胺滴眼液。在充分麻痹睫状肌的基础上进行验光，以等效球镜度数表示。

2022 年中华预防医学会公共卫生眼科分会发表的《中国学龄儿童眼球远视储备、眼轴长度、角膜曲率参考区间及相关遗传因素专家共识》，基于我国不同地区的儿童青少年调查研究数据，总结出学龄儿童眼轴长度和远视储备的参考范围，以便我们了解不同阶段眼球发育参数，使近视防控有据可依。

我国儿童及青少年近视问题的严峻性

近年来，儿童及青少年屈光不正导致的视觉功能障碍，及其引发的相关眼部并发症已发展为全球性公共卫生问题。屈光不正包括远视、近视及散光，其中影响最大，也是最引起关注和重视的问题是近视。据研究表明，到2050年全球近一半人口患有近视，其中近10%为高度近视。目前我国儿童及青少年近视问题形势非常严峻。2020年，我国儿童及青少年总体近视率为52.7%：6岁儿童为14.3%，小学生为35.6%，初中生为71.1%，高中生为80.5%。小学阶段近视率攀升速度较快，从小学一年级的12.9%快速上升至六年级的59.6%。可见幼儿园和小学是我国近视防控重点年龄阶段。2022年全国儿童青少年总体近视率为53.6%。高度近视容易引发多种严重并发症，比如白内障、视网膜脱离和青光眼等，都是重点防治的致盲性眼病。近几年来，近视呈现发病低龄化趋势，过早过度地近距离用眼、户外活动时间不足、过早消耗远视储备等，都导致高度近视高发，同时带来了如视网膜裂孔、视网膜脱离、黄斑裂孔、后巩膜葡萄肿等高度近视相关眼底并发症的发生，会直接危害视力，甚至致盲，从而严重影响孩子的学习和成长，甚至对未来职业的选择造成困难。

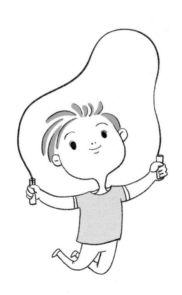

Part 2

关于近视的
常见问题

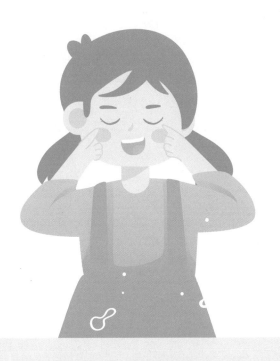

Q 问题 1

什么是真性近视

具有正常视力的眼睛，即正视眼。而真性近视因为眼轴变长，影像落在视网膜的前面，导致视网膜成像不清晰。

我们通常所说的近视，即真性近视，需要通过散瞳验光确诊。在目前的医学水平下，真性近视是无法恢复和根治的，只能进行屈光矫正。

近视不仅是"多戴一副眼镜"这么简单，眼球随着眼轴增长会发生改变，严重者，如高度近视或病理性近视，可能继发严重的眼底病变，如黄斑病变、视网膜变性、视网膜裂孔等，损害视力。

Q 问题 2
什么是假性近视

"假性近视"，从字面看就知道这并不是真正的近视。假性近视，简而言之，是由于过度调节引起的视疲劳。

眼部调节由睫状肌负责，当睫状肌过度紧张，无法完全松弛时，会导致暂时性的近视。比如连续看近处时间过长可导致调节痉挛，表现为看远处物体不清楚——一种类似近视的假象。因此，不建议仅通过视力低于正常值或者未散瞳验光的结果判断是否近视，这样很可能混淆真性近视与假性近视。

散瞳后验光才能排除调节因素的影响，准确判断是否为真性近视。

如果孩子出现假性近视，可以通过减轻调节的方法使眼睛得到彻底放松，从而恢复视力，如减少近距离用眼、使用睫状肌麻痹剂等。而真性近视则是由于长期用眼不当，导致眼轴变长，无法看清远处的事物，变长的眼轴是不能逆转的。

Q 问题 3

什么是眼轴

　　眼轴指的是眼球的长度，从眼球前表面的角膜到后表面的眼底的距离。一般来讲，近视度数越高，眼轴越长。成年人正常的眼轴长度为 23 ～ 24 毫米。儿童的眼轴是随生长发育逐渐变化的。如果眼轴增长过快，或者超过正常范围，那么很可能就是近视了。

　　但是否近视不能单独看眼轴一个数据。若把眼球比作一台照相机，角膜是"镜头"，视网膜是"底片"，眼轴是"镜头"到"底片"的距离，也就是"焦距"。"底片"上的成像是否清晰，取决于"镜头"与"焦距"是否匹配，而不是仅由眼轴长度决定。也就是说，对于相同的"镜头"，眼轴过长或过短，"底片"的成像都不会清晰，但如果长眼轴搭配小屈光力的"镜头"，那么"底片"的成像也可以是清晰的。所以仅以一个偏长的眼轴数据，不能直接判定就是近视，需要结合角膜的屈光力，也就是角膜曲率来综合判断。

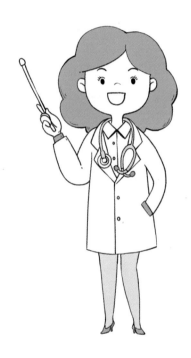

Q 问题 4

导致孩子近视的原因是什么

近视是受多因素影响的疾病。导致近视的原因可以分为两大类。

首先是遗传因素。有研究表明，近视属于多因素遗传，如果父母均为高度近视，孩子近视的发生率就相对较高，需要更加注意用眼卫生。

其次是环境因素，也就是用眼习惯。常见的包括用眼环境光线不足或光线不稳，读书、写字用眼距离过近，用眼时间过长，使用电子屏幕时间过长，书本印刷不清，户外活动时间过少，等等。

建议儿童至少半年进行一次眼部检查，以便尽早发现视力问题，及时进行干预，避免近视的发生或进展过快。

平时增加户外运动时间,这是预防近视发生发展最好的方法。如果有遗传方面的危险因素或不良用眼习惯,则更应重视眼部检查。

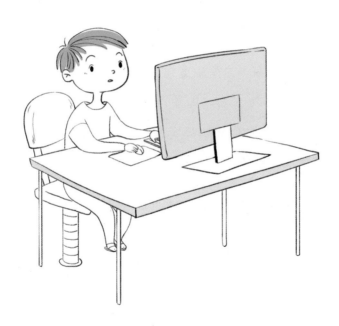

Q 问题 5

父母近视，孩子一定会近视吗

近视有一定的遗传倾向。

如果父母有一方是中度或高度近视，那么孩子近视眼的遗传率为 27% 左右。如果爸爸妈妈都有高度近视，那么孩子近视的遗传率为 45% 左右。高度近视是常染色体的显性遗传，遗传的概率非常高。

如果父母是高度近视（600 度以上），建议在孩子出生 6 个月、1 岁时，去医院做屈光筛查。通过简单的视力筛查仪，就可以了解孩子的屈光状态，这样就可以判断孩子是否近视或者有发生近视的趋势，从而提前干预，而且以后半年或一年复查一次。

除了遗传因素，导致近视发生的主要原因还有近距离用眼时间过长、用眼习惯不好。孩子在婴儿时期，眼轴较短，属于远视状态。随着孩子年龄增长，眼轴逐渐加长，到 6 ～ 7 岁就变成了正视眼。如果眼轴发育过度就会形成单纯性近视眼。在孩子成长时期，虽然眼球的调节能力很强，但如果不正确用眼，还是会近视。

Q 问题 6

为什么孩子的同学天天玩游戏不近视，我家孩子却近视了

近视不是由单因素导致的，需要结合各方面的因素综合判断。

同样天天玩游戏的孩子，可能具有不同的遗传背景，那么患近视的风险也就不同。当孩子的遗传背景存在近视的危险因素时，如父母为高度近视，则患近视的风险高，更需要培养良好的用眼习惯，否则会比其他孩子更容易患近视。

近视度数为什么会加深

　　首先我们要清楚，矫正不是治疗或者治愈，戴眼镜只是帮助孩子的视力从近视状态回到清晰状态。戴了眼镜后近视度数还会增加，那是因为近视发展了。近视度数加深，不是戴眼镜导致的，而是自身的发育或者用眼过度引起的近视加深或自然增长，尤其是处在生长发育高峰期的孩子会更明显。

　　一般近视度数到成年后才能稳定下来，18 岁是重要的分水岭——未成年人近视度数增长相对较快，成年人近视度数增长相对较慢。因为孩子身体仍在发育，并带动眼轴生长，因此孩子的近视度数会呈现一定程度的自然增长。而成年人身体发育已停止，不会受到太大影响。如果没有好的用眼习惯和采取有效的近视控制手段，无论是成年人还是未成年人近视度数都有可能加深。

　　所以戴眼镜并不会加速近视，相反可以控制近视的发展。眼镜的度数要足矫，采用科学系统的方法，将近视度数的加深控制在一定限度以内，是避免高度近视发生的重要环节。如果不戴眼镜，或者长期不换眼镜，那么近视度数增长甚至会更快。

高度近视的危害有哪些

　　近视的首要表现为视力下降，由此会产生一系列生活上的不便利，同时戴眼镜也给生活带来一定的影响，包括定期更换眼镜，运动时戴框架眼镜不方便，等等。然而，高度近视不同于中低度近视，不仅导致视力下降，还严重影响眼球的结构。高度近视的眼轴通常增长明显，眼球结构会相应发生较大变化，尤其是眼底，如脉络膜萎缩、周边视网膜变性、视网膜裂孔、飞蚊症等。另外，高度近视发生视网膜脱离、黄斑病变、青光眼、白内障等眼病的风险都会增高，而且像视网膜脱离或黄斑病变等眼病，可能会造成不可逆的视力损害。

因此，对近视的防控，首先应尽可能推迟近视发生的年龄，减少在成年视力稳定前近视度数加深的时间；在近视发生后，要控制近视加深的速度，避免近视增长过快，发展为高度近视。

长高的时候，近视也会发展得更快吗

当身体生长发育速度较快时，眼球也会生长发育得较快，表现为眼轴增长加速，导致近视度数加深。

当家长发现孩子身高增长较快时，需要密切关注孩子视力和眼轴的变化，定期进行眼部检查。与此同时，学龄儿童在应对繁重课业时，需注意控制近距离用眼时间，保证每天户外活动 2 小时以上。

18 岁成年后，身体的生长发育基本完成，眼球的发育也同时达到稳定，正常情况下，近视度数就不再加深了。但是病理性近视（眼轴超过 26.5 毫米）除外。病理性近视不同于普通近视，终生都在不停地发展，并会出现不可逆的视觉损害和眼底病变。

环境因素对于近视的影响很大，即使是成年人，如果不注意用眼卫生，近视仍然会有所发展，所以近视防控需要我们持久关注。

孩子近视了，以后老了是不是不会得老花眼

近视与老视（俗称"老花眼"）并不冲突。老视是一种自然老化现象，所有人都会出现。老视是由于人眼部晶状体和睫状肌的功能退化，导致眼的调节能力下降，不能看清近处目标。无论是否近视，40 岁后基本都会发生老视，表现为看近处模糊，需要戴老花镜才能看清。打个比方，调节功能可以使眼睛的焦点变近变远，就像松紧带可以变长变短，但使用时间长了，松紧带弹性变差，不能缩短到原来的长度，这就相当于老视，调节功能退化了，不能使眼睛聚焦到近处。

老视的度数通常从零度逐渐增长到 300 度。老视眼镜

是凸透镜，近视眼镜为凹透镜。当近视者出现老视时，若近视度数与老视度数相当，看近处时两个度数刚好抵消，可以不用戴老视镜，看远处时仍需要戴近视镜。

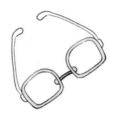

问题 11

为什么说 6 岁前是近视防控重点期

6 岁前孩子通常为生理性远视，即我们常说的远视储备。当远视储备消耗殆尽时，近视可能随之而来。

孩子在出生时一般有 300 度左右的生理性远视，随着生长发育，生理性远视度数逐渐减少，达到正视状态，这就是正视化过程。正视化一般在学龄前完成，也就是大概 6 岁的时候。如果 6 岁前不注意用眼习惯，使生理性远视消耗过快，就容易导致近视早发。而且，成年前随着生长发育，近视度数往往逐年加深。过早发生近视，则成年前近视进展的时间更长，更容易发展为高度近视。高度近视会伴随诸多眼病，严重影响眼健康。

因此，对于近视的预防，越早开始越好。重视良好用眼习惯的培养，避免远视储备的消耗过快，这样可以推迟或避免近视的发生。

如何在家测视力

孩子自出生后到视力发育接近成年人水平的过程中，不同年龄阶段视力处于不同水平。对于年龄较小，尤其是在 3 岁前还不能配合完成视力检查的儿童，如何在家评估他们的视力呢？

婴幼儿很难配合，需要根据其对物体的反应和行为评估视力。儿童出生后 1 个月时可以对眼前 20 厘米摆动的物体做出反应；2 个月时可以辨别较大物体的形状和颜色；3 个月时眼睛可以集中注视手指，追随运动中的物体；4 个月时可以伸手抓看到的物休；6 个月时随着立体视觉开始建立，可以分辨上下左右不同方向，逐渐有立体空间感，此时也建议家长带孩子到医院进行第一次视力筛查。另外要注意的是，若遮挡孩子其中一只眼睛时孩子表现正常，遮挡另一只眼睛时则试图躲避或明显抗拒，说明拒绝遮盖的一侧眼睛的视力较对侧好。此时需要及时到医院检查，排除眼部疾病。

对于 3 岁前不能配合完成视力检查的低龄儿童，可以选择低龄儿童视力表，以便及时发现早期的视力异常。

家长可以在家里教 3 岁以上的孩子识别国际标准对数视力表，也就是俗称的"E 字表"。当孩子可以熟练地指出单个字母的开口方向时，可以将视力表放在 5 米远的位置，高度应与眼睛的位置等高，让孩子由上向下指出视力表的字母开口方向。能够正确认清某一行全部字母方向为该行对应的视力。

Q 问题 13

孩子几岁能做视力检查

通常孩子 3 岁以后才能配合使用常见的 E 字表来检查视力。对于 3 岁以前的孩子，可以采取其他方式判断视力水平，如儿童视力表、Teller 视力卡等。对于更小的婴儿，还可观察其注视和追随玩具的反应，以及单眼遮盖是否存在抵抗反应等，判断视力水平。

根据不同年龄的特点，我们可采取合适的方式判断视力水平。

对于新生儿：用非强光的光源照射眼睛，如果新生儿对光的照射没有反应，表示有严重视力障碍。

对于出生 1 ~ 2 个月的孩子：当将某物突然移近新生儿眼睛时，会引起瞬目（俗称"眨眼"），如果有视力问题则可能没有反应。

对于 2 ～ 5 个月的孩子：不能随面前的玩具或灯光转动眼球，则说明视力有问题。

对于 1 岁左右的孩子：如果怀疑宝宝一只眼睛有视力障碍，可交替遮盖两只眼睛观察其行为。遮盖视力差的一只眼睛时，孩子表现不在意；遮盖视力好的一只眼睛时，孩子因看不清而表现出烦躁、哭闹，拒绝遮盖。

对于超过 3 岁的孩子：家长可教其辨认视力表，或辨认供儿童使用的简单图形视力表，完成视力检查。使用视力表检查视力时，应根据视力表的要求保证检查距离。标准视力表一般要求距离 5 米，环境应光线充足。

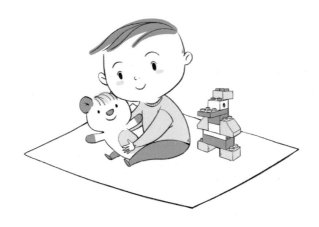

Q 问题 14
孩子检查眼睛包括哪些项目

　　一般的眼睛健康检查，都是非接触式的，不会让孩子有疼痛或不适。

　　比如，常见的视力检查只需要孩子配合指认视力表；裂隙灯检查、眼位检查、眼底照相、眼轴测量等，都是非接触的仪器检查，不会触碰眼睛，也不会有不适感。

　　个别仪器的镜头需要推进到孩子眼前数厘米的距离，低龄儿童可能会害怕、不适应，家长可以提前给孩子做好思想工作，可以跟孩子解释，检查仪器就像照相机，检查眼睛就像拍一张睁大眼睛的照片。这样大多数孩子都可以很好地配合完成检查。

　　散瞳验光需要滴散瞳眼药水，部分孩子可能会抗拒滴眼药水。其实，滴眼药水并不会让孩子感觉痛苦，只要掌握好方法就行。让孩子仰头，眼睛往上看，家长轻轻扒开孩子的下眼皮，把 1 滴眼药水滴在下眼窝内即可。注意不要直接滴在黑眼球上，避免刺激角膜让孩子感到不适。

Q 问题 15

散瞳会对孩子的眼睛造成伤害吗

规范的散瞳不会伤害眼睛。散瞳只会引起暂时的视近物模糊、畏光症状，在药效消退、瞳孔恢复后，这些症状都会消失。

当孩子视力下降，医生怀疑孩子近视时，需要遵医嘱进行散瞳验光。散瞳验光可以鉴别真性近视和假性近视。散瞳验光检查后确诊的近视是真性近视，而假性近视在散瞳后视力往往就恢复正常了。定期复查近视也需要散瞳验光，从而检查近视度数有无进展。

常见的散瞳方式有快散和慢散。一般使用快速散瞳验光（复方托吡卡胺散瞳），6～7小时瞳孔可恢复正常；使用阿托品散瞳验光，3周瞳孔可恢复正常。医生会根据孩子的情况，选取合适的散瞳方式。在医生指导下散瞳，不会对孩子眼睛造成伤害。

　　少数孩子使用阿托品滴眼液可能会出现短时间的眼红、脸红、口干、心跳加速、发热等症状，一般会自行恢复。这些可能是药物导致的副反应。如果使用药物期间有其他异常情况请及时就医。

散瞳眼药水有哪些

目前，我国临床使用的睫状肌麻痹剂成品制剂主要有三种：1.0% 硫酸阿托品眼用凝胶、1.0% 盐酸环喷托酯滴眼液、0.5% 复方托吡卡胺滴眼液（0.5% 托吡卡胺与 0.5% 盐酸去氧肾上腺素混合滴眼液）。

使用 1.0% 硫酸阿托品眼用凝胶，是指的"慢散"，通常每天用药 1 ~ 3 次，可用 3 ~ 5 天，验光当天早晨用药 1 次，药效持续 1 ~ 2 周。

1.0% 盐酸环喷托酯滴眼液每 5 分钟用药 1 次，共 3 次，等待 30 分钟后验光检查，药效持续 6 ~ 24 小时。

使用 0.5% 复方托吡卡胺滴眼液，是指的"快散"，通常每 5 分钟用药 1 次，共 3 次，等待 30 分钟后验光检查，药效持续 4 ～ 6 小时。

　　具体散瞳方式的选择要由医生综合孩子的年龄、眼部症状进行选择。

快散、慢散，怎么选

　　散瞳方式的选择需要结合多方面考虑：年龄、屈光状态、虹膜颜色、是否合并内斜视、检影结果的波动性和眼球组织结构是否异常。常见的几种情况可以遵循以下原则。

　　（1）所有儿童初次验光均应在睫状肌麻痹下进行。

　　（2）斜视儿童和 6 岁以下儿童初次验光宜使用 1.0% 硫酸阿托品眼膏或眼用凝胶，每天 2 次或 3 次，连续 3 ～ 5 天；年幼儿童可每晚使用 1 次，连续使用 7 天；若使用 1.0% 硫酸阿托品眼用凝胶，验光当日早晨再使用 1 次。再次验光可酌情使用 1.0% 盐酸环喷托酯滴眼液。

　　（3）6 岁以上不伴有斜视的儿童，初次验光可使用

1.0% 盐酸环喷托酯滴眼液。

（4）对个别儿童使用 1.0% 盐酸环喷托酯滴眼液验光，若发现远视屈光度数不稳定（有残余性调节）或短期内视力下降需要排除调节痉挛的患者，需使用 1.0% 硫酸阿托品眼膏或眼用凝胶让睫状肌充分麻痹后再进行验光。

（5）12 岁以上近视眼儿童验光可使用 0.5% 复方托吡卡胺滴眼液。

在选择散瞳方式时，请一定遵从医嘱，医生会结合孩子各方面的情况综合考虑，为孩子采取合适的散瞳方式。

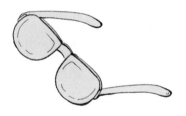

散瞳后，孩子用眼要注意哪些问题

散瞳对眼睛没有伤害，只是在散瞳后会出现暂时性的看近处模糊和畏光症状，之后就会慢慢恢复，以下是散瞳后要注意的问题。

（1）注意避免磕碰、摔跤。

散瞳之后，孩子看小的物体是看不清楚的，所以这个时候一定要特别注意孩子的安全。

在孩子走路或者在户外活动的时候，家长要注意孩子的安全，避免孩子磕碰、摔跤。如果孩子已经上幼儿园，要叮嘱老师在孩子做游戏、爬楼梯、上下小床时注意保护。

（2）避免强光下活动。

尽量避免在阳光强烈的时候出门，如果一定要出去，给孩子戴上遮阳帽、太阳镜。因为散瞳以后，孩子的瞳孔变大，这个时候出门，过多的光线进入孩子的瞳孔，会让孩子感到不舒服。

（3）尽量减少近距离用眼。

散瞳期间先不让孩子玩比较小的玩具，不能看书、画画、写作业、弹钢琴，尽量不看电视及使用电子产品。散瞳后，孩子是看不清楚书本上的小字的，我们可以和老师做好沟通。

（4）如有不适，及时和医生沟通。

有一些孩子使用阿托品眼用凝胶，可能会出现短时间的眼红、脸红、口干、心跳加速、发热等症状，此时可通过多喝水来缓解。如有不适，及时和医生沟通。

Part 3

孩子近视了，
怎么办

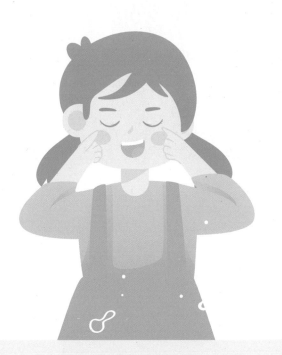

Q 问题 1

孩子刚刚近视，度数很低，可以不戴眼镜吗

很多家长觉得孩子刚近视，视力还不是很差，怕戴上眼镜就摘不下来或者眼睛变形，于是不想让孩子戴眼镜，同时很多孩子也觉得戴眼镜影响美观或者活动时不方便而不愿意戴眼镜。

但患近视眼的孩子如果长期不戴眼镜，一直视物不清，孩子会眯着眼睛或者歪着头看东西来进行补偿，长期下去会加重眼的调节负担，睫状肌持续收缩，引起视力疲劳，导致近视度数增加。

对于视力下降较敏感且有症状的儿童，任何度数的屈光不正均需矫正。

及时佩戴合适度数的眼镜，才能帮助孩子看东西更加清楚，缓解视疲劳，更好地延缓近视的发展。

  因此，近视防控必须及早干预，这将有助于减少屈光不正未矫正及近视增长过快所导致的眼部并发症，降低高度近视致盲的风险。

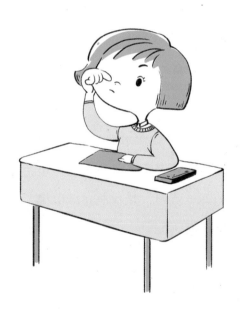

孩子近视了，戴眼镜会让度数增加得更快吗

这是很多家长关心的问题，很多家长也是因为担忧这个问题而考虑不愿意给孩子配眼镜。

首先，近视的发生、发展与遗传因素和环境因素密切相关。近视度数的增长是由孩子自身的发育情况以及用眼习惯等因素决定的，并不是由戴眼镜决定的。

一般来说，大部分近视眼属于单纯性近视，开始于学龄期，随着孩子各方面生长发育，眼球在增大，眼轴在不断变长，同时还需要不断地近距离用眼，所以度数都会随年龄的增长而增加，到了成年趋于稳定，因此近视眼会有一个发展过程，并非由于戴眼镜引起。

佩戴度数合适的眼镜，是可以帮助孩子减缓视疲劳，缓解近视发展的。但平时还是需要注意用眼卫生，如果平时不注意科学用眼，度数很容易加深。

　　有些长时间戴眼镜的人，在突然摘掉眼镜的时候，反而会觉得好像没有以前不戴眼镜的时候看东西清楚，这是因为人眼有调节功能，近视的人长期不戴眼镜，眼睛属于过度调节的状态，有时候还会产生调节痉挛，这时候虽然短时间能看清东西，但是长期下去会加重近视程度。

　　针对戴眼镜后近视度数增长仍然过快的情况，要注意增加日间户外活动，减少持续近距离用眼，同时可以使用一些预防近视的治疗方法，如验配角膜塑形镜、使用低浓度阿托品等，来帮助延缓近视发展。

　　当然，不规范的眼镜对人是有害无利的。有的人戴眼镜后近视度数加深，这是因为戴眼镜后仍有不良的用眼习惯，并不是戴眼镜的原因。而验光不准确或佩戴不合格的眼镜确实可以引起近视度数的加深，所以处于近视增长较快时期的儿童、青少年应到正规医院进行医学验光配镜。

戴近视镜，眼睛是不是容易变形

　　近视久了眼睛会变形，但这并不是戴眼镜引起的，而是因为近视处于发展过程中，眼轴还会不断增长，特别是对于高度近视来说，眼球就会显得更突出。因此，眼睛变形往往是因为近视度数增高，眼轴变长引起的，不是由戴眼镜造成的。

　　相反，患近视眼的人如果不戴眼镜，只会加重眼的调节负担，引起视力疲劳，导致近视度数增加，眼轴可能还会增长更快，甚至出现斜视，更加影响"颜值"。

　　如果佩戴合适的眼镜，既消除了视力疲劳，又提高了视力，是可以延缓近视发展的。只要戴的眼镜合适，一般不会因为戴眼镜加深度数。

当然，框架眼镜本身会造成生活不方便，还会遮挡住孩子们清澈明亮的大眼睛。有些近视的孩子不戴眼镜时会视物不清，养成眯着眼睛看东西的习惯，同时，近视镜本身是凹透镜，特别是度数高的近视眼，由于凹透镜的光学折射作用，通过镜片看会觉得眼睛变小，从这个角度来讲确实对"颜值"有影响。

　　对于生活中不愿意使用框架眼镜的孩子，尤其是有近视控制需求的孩子，可以考虑使用角膜塑形镜、离焦软镜等角膜接触镜，一方面白天可以不用佩戴框架眼镜，生活更方便，另一方面可以更好地控制近视的发展，对"颜值"和近视防控是双赢的选择。需要注意的是，青少年使用控制近视的角膜接触镜是有风险的，需要在医生的指导下合理选择。

如果孩子近视了，还没有配镜，需要重点注意什么

　　如果没有配镜，我们平时要注意孩子的用眼卫生，改善用眼习惯，目前尚没有途径能完全控制近视的发展，以下是一些预防近视发展的方法。

　　（1）增加日间户外活动时间，建议每天户外活动时间至少 2 小时，近视儿童和青少年的户外活动时间应更长。

　　（2）减少持续、近距离看书及做作业的时间，每看近处 20 分钟，远眺至少 20 秒钟。

　　（3）控制视屏产品时间，尽量远距离观看，如果连续视屏学习时间超过 20 分钟，至少活动或休息 5 ～ 10 分钟。

（4）端正读写姿势，做到"三个一（一拳一尺一寸）、不偏头"。

（5）注意室内采光及灯光照明的亮度，夜晚看书写字宜同时使用房间顶灯和读写作业台灯，读写作业台灯放置在写字手对侧前方。晚间不宜让孩子开灯睡觉，保持正常昼夜节律。

（6）使用对比度及清晰度高的印刷品。

（7）饮食平衡，不挑食，减少糖分摄入。

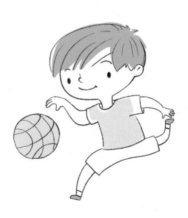

如何为孩子选镜、配镜

如果经过详细的眼科检查，孩子确实需要佩戴近视眼镜，家长应及时为孩子选择合适的眼镜。如何为孩子选择眼镜呢？我们有以下建议。

（1）首先要带孩子到正规的医院进行系统的眼科检查，看看是否存在弱视、斜视、白内障、眼底病变等眼部疾病。

（2）要到医院进行专业的验光和医学检查，12岁以上可酌情进行散瞳验光。内斜视、调节痉挛、矫正视力不理想的儿童都建议进行散瞳验光。

（3）镜框需要合理选择，要根据孩子脸部特征挑选，孩子鼻梁大多比较低，应该选择比较高的鼻托或者可调的鼻托的镜框。

（4）材质轻便、安全、不易损坏。

（5）选择耐磨性较好的镜片。

孩子在生长发育中，近视度数也在增长，因此眼镜需要定期更换，家长选择眼镜时不要一味求贵，适合孩子的才是最好的。

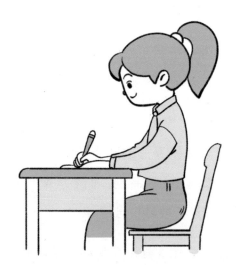

配好眼镜后，是长期佩戴，还是只有在写作业时戴眼镜

有的家长怕孩子戴眼镜时间长了就摘不下来了，或者戴眼镜看东西眼睛会变形，因此即使配了眼镜也不愿意让孩子总戴，只有在看不清的时候才让孩子戴；有的家长觉得眼镜时摘时戴会让眼睛疲劳，眼镜不能老摘；还有的家长认为户外活动的时候不要戴眼镜盯着东西看，甚至认为戴眼镜会有安全问题。

总体来说，对于儿童来讲，还是应该坚持戴镜，以减少视疲劳，减少调节负担，缓解近视增长，特别是对于度数偏高、合并外斜的孩子，更需要长期戴镜。

Q 问题 7

户外活动时需要戴眼镜吗

　　户外活动时，虽然和在学习时对于用眼的要求不太一样，但是眼睛也有看远处的需求。一方面，户外活动时需要看远的机会更多，看不清楚的症状可能会更明显；另一方面，从安全性的角度考虑，如果看不清楚附近、地面的事物可能会有危险。所以对于度数比较高的孩子，在户外活动时还是应该坚持佩戴眼镜，进行比较剧烈的体育运动时要注意防护，或者选择运动型的、不容易脱落、材质较为柔软的框架眼镜，要以安全为重。

Part 4

关于孩子配
OK 镜的事

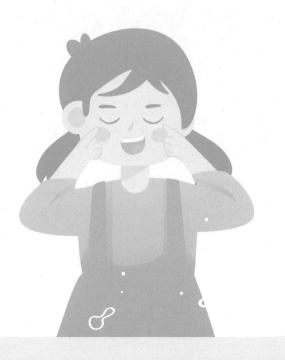

OK 镜（角膜塑形镜）通过什么原理改善孩子的近视

　　角膜塑形镜也叫 OK 镜，是采用逆几何设计为主要特征的硬性角膜接触镜。

　　一般来说，软性东西会随着硬性的东西发生变形，我们眼睛的角膜质地比较软，角膜塑形镜硬度要比角膜硬度高，所以在戴镜的过程中，就会逐渐通过物理的方法使角膜发生形状的改变，这就是角膜塑形镜的原理：让角膜中央区域的弧度在一定范围内变平，从而暂时性降低一定量的近视度数。

　　夜间把角膜塑形镜戴在眼睛表面，角膜会按照我们设定的合理形状发生变形，通过角膜形状的改变就可以使青少年原来存在的近视、散光等问题得到特殊有效的矫正，这样戴镜的目的是使近视的角膜变成轻度近视或者变成不近视的角膜。白天，青少年由于角膜形状发生了变化，近视减轻或者消失了，如果长期使用可以使近视得到一定的控制，也可以起到预防和治疗近视的作用。

通过长期验配实践基础和诸多临床研究发现，角膜塑形镜能有效减缓儿童近视发展。由此，角膜塑形镜验配成为临床上矫治近视和防控近视进展的有效方法之一。

通过临床上各项指标观察，角膜塑形镜对近视延缓及控制有一定的效果。一系列研究表明，相对框架眼镜，角膜塑形镜可以控制 32% ～ 63% 的眼轴增长量。

OK 镜可以控制近视吗

目前，全球多个国家的临床研究都表明，OK 镜是控制近视安全有效的方法。国际角膜塑形学会亚洲分会（IAOA）、美国角膜塑形与近视控制学会（AAOMC）、欧洲角膜塑形学会（EUROK）等国际知名学术组织也一直在致力于使用 OK 镜防控近视。

Q 问题 3

OK 镜安全吗

OK 镜的关键是验配技术，国内多年前确实有过关于 OK 镜的负面案例，那是因为缺乏严格验配准入条款。随着我国对 OK 镜监管审查的严格推进，同时公布了一系列 OK 镜验配、管理的专家共识，目前 OK 镜在国内的验配还是比较安全的。

有的家长会问：OK 镜戴久了会让角膜永久性变薄吗？角膜会受到不可逆的损伤吗？短期内因为塑形需要让角膜稍微变平坦，角膜可能会略微变薄，但是停戴后角膜厚度会恢复正常，角膜不会永久性变薄。

OK 镜虽然是硬性接触镜，但是对眼睛是没有影响的。有的孩子在刚开始佩戴的时候可能会有刺激流泪的情况，这是正常反应，一般 20 分钟以后就不会有感觉了。

但作为角膜接触镜，镜片会接触到孩子的眼睛，理论上是存在一些风险的，如角膜感染、角膜损伤等。所以，要提醒广大家长朋友，一定要到有正规验配资质的机构进行 OK 镜的验配，同时要根据要求摘戴，定期检查，眼睛出现不舒服时一定要及时到医院进行检查和处理。

Q 问题 4

OK 镜有哪些优缺点

OK 镜的优点：

（1）无创伤。佩戴 OK 镜不需要手术，所以不会在角膜上留下创伤。

（2）使用方便，只需每天晚上睡觉时佩戴即可。

（3）一般建议 8 岁以上。

（4）效果可靠，矫治近视的效果是看得见的，现场试戴 1 ~ 3 小时，即可降低近视 100 ~ 200 度，裸眼视力会明显提高。

（5）能有效地控制近视发展，延缓近视加深，控制眼轴增长。

OK 镜的缺点：

（1）验配、摘戴、复查流程比较复杂。

（2）镜片护理卫生要求高。

（3）价格相对偏高。

（4）需要定期到医院检查视力、角膜、泪液、眼轴等指标，保证安全性和有效性。

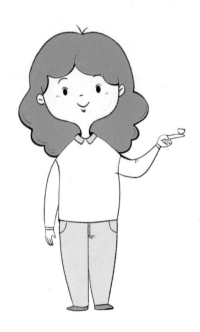

Q 问题 5

哪些孩子适合戴 OK 镜

符合以下条件的孩子适合佩戴 OK 镜：

（1）近视持续发展的儿童，特别是家长患有高度近视，且孩子有遗传倾向的。

（2）近视度数在 −6.50D 以下，低于 −1.50D 的顺规角膜散光和低于 −0.75D 的逆规角膜散光；OK 镜有适合散光的镜片。

（3）近视但不希望佩戴框架眼镜者。

（4）能够配合的孩子。

（5）单眼近视者（佩戴 OK 镜可以减少双眼像差，促进双眼单视功能）。

（6）无角膜异常，如炎症、变性等，无其他眼部疾病。

（7）角膜曲率在 39.00 ~ 48.00D 之间，过大或过小者矫正困难。

（8）环境条件、卫生条件和工作条件能满足 OK 镜的佩戴要求。

（9）能够理解 OK 镜的作用机制和实际效果，依从性好，能及时、定期按要求前往医疗机构就诊。

Q 问题 6

哪些孩子不适合戴 OK 镜

一般认为如下情况不适合佩戴 OK 镜：

（1）8 岁以下儿童。

（2）使用影响或可能影响角膜塑形镜佩戴的会改变正常眼生理的药物。

（3）活动性角膜感染，或其他眼部炎症。

（4）正在使用可能会导致干眼或影响视力及角膜曲率等的药物。

（5）角膜内皮细胞密度少于 2000 个 / 平方厘米。

（6）角膜异常；角膜上皮明显荧光染色；曾经接受过角膜手术，或有角膜外伤史；活动性角膜炎（如角膜感染等），角膜知觉减退。

（7）其他眼部疾病：如泪囊炎、眼睑疾病及眼睑异常、眼压异常以及青光眼等。

（8）患有全身性疾病造成免疫功能低下，或对角膜塑形有影响者。

（9）有接触镜或接触镜护理液过敏史。

需要补充说明的是，比较严重的过敏，特别是眼部有严重的过敏性结膜炎的孩子不适合佩戴 OK 镜。但是如果眼部和全身的过敏不是非常严重，在医生的详细检查、评估后是可以佩戴 OK 镜的，需要遵守复查时间，有问题及时就诊，必要时可以使用一些抗过敏药物。

如何选购和使用 OK 镜

目前市场上的 OK 镜在镜片材料、局部设计、加工工艺方面略有差异，但并不是越贵越好，要根据孩子的近视度数、角膜形态进行选择。所以具体的选择应听从专业验配师的建议。

为了达到良好的矫正效果，最好能够保证每晚 8 小时左右的睡眠。如果睡眠时间不够，睡前提前进行佩戴，但尽量时间不要太长，控制在半小时以内。同时要注意镜片的护理，正确摘戴，根据要求定期到医院检查。

一副 OK 镜的正常使用寿命为一年至一年半。镜片会随着使用时间产生磨损、蛋白沉积，护理过程中不可避免会产生划痕等，导致透氧性下降，需定期更换镜片。镜片磨损较多、蛋白沉淀严重时需要提前更换镜片。同时如果近视控制效果不理想、近视度数增长较多、视力不良、配适状态不理想的情况下也是需要更换镜片的。

那么孩子可以戴 OK 镜到多大年龄呢？OK 镜主要是针对青少年近视防控的，所以只要近视度数不再快速增长，就可以不用戴 OK 镜了。

怎么知道 OK 镜的控制效果如何

　　总体来说，OK 镜控制青少年近视的有效性得到了研究证实，但控制效果因人而异。那么如何了解自己孩子近视的控制效果呢？

　　当然，最根本的指标还是孩子近视度数的增长情况，但近视度数是要结合孩子的屈光状态和眼轴增长情况综合判断的。在持续佩戴 OK 镜期间是没有办法了解孩子真实的近视度数的，那么根据什么来判断呢？

　　有的家长认为白天视力可看到 1.0，就能说明度数没有加深。这个说法是不够全面、准确的。人眼有调节能力，视力能够到 1.0 并不一定说明近视度数完全没有增长。在戴镜期间可以通过验光以及眼轴长度检查，大体了解孩子的屈光状态变化情况，最准确的还是要停戴至少三周重新散瞳验光才能知道近视度数是否增长。

同时，白天的视力并不是检验 OK 镜治疗效果的唯一指标，还要从总体上看近视控制情况。验配 OK 镜日间摘镜后，只要单眼视力达到 0.8 以上，配适良好，角膜健康，角膜地形图显示出典型的离焦环，可以达到光学正离焦的视网膜投射就能确定控制效果良好。有时瞳孔超过治疗区的范围，还可能会引起重影、轻微视物模糊等，反而说明控制近视的正离焦图像已经充分投射到了视网膜，会增强控制效果。因此，一定要明确这一点：OK 镜验配要看近视控制效果，不是单纯看视力是否达到 1.0。不过总体来说，日间视力能够保持在 1.0，说明孩子近视度数变化不大，如果视力明显降低了，还是要考虑 OK 镜重新验配的问题。

因此，在使用 OK 镜期间，了解孩子近视发展的重要指标是孩子眼轴的增长情况。但是儿童及青少年的眼轴会随年龄的增长而有生理性增长，所以只要眼轴增长不超过生理范围，近视度数没有增加或者增加得比较慢，就达到了 OK 镜控制近视的效果。

　　虽然眼轴长度的改变趋势是评价 OK 镜防控近视效果的重要指标，但眼轴长度与近视度数并非一一对应，因为除了眼轴，孩子眼睛在生长发育中，角膜曲率平坦化和晶状体屈光力下降的共同平衡都会影响到屈光的发育，屈光度也是这三者综合发展变化的过程。所以了解孩子近视度数变化最准确的指标，还是停戴 OK 镜 3 ～ 4 周后重新散瞳验光检查。而日常复查，则可以通过利用眼轴数据与近视增长度数的高度相关性来评估近视控制效果。

开始戴 OK 镜以后，应该如何复查

初次佩戴者需在配镜后第 1 天、第 1 周、第 2 周、第 1 个月、第 3 个月和以后每 2 ～ 3 个月定期复查。

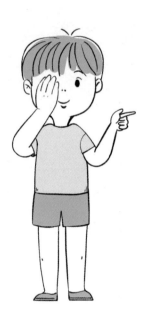

复查时主要检查项目包括：

（1）视力检查。

（2）裂隙灯显微镜检查：眼前节状态检查；镜片配适状态检查，包括角膜荧光染色检查；镜片检查（镜片表面是否有划痕、沉淀、污染、锈斑，镜片是否有破损、变形）等；镜片盒、吸棒的清洁程度、更换频率。

（3）特殊检查：角膜曲率、角膜地形图、超声角膜测厚、眼轴、泪液测试、角膜内皮细胞等。

（4）验光检查。

使用 OK 镜在日常护理时应该注意哪些问题

OK 镜进行规范验配很重要，日常佩戴时的护理同样重要。毕竟 OK 镜是要直接接触角膜的，在镜片护理方面更需要重视。

OK 镜必须进行规范摘戴才能最大程度保证安全。手卫生，保持镜片盒、吸棒、护理液、护理工具的清洁和及时更换，对于减少感染发生，保证戴镜安全具有重要意义。

年龄较小的孩子建议家长协助佩戴。年龄较大，动手能力比较强的孩子可以自己戴镜。

佩戴时需要注意以下几点：

（1）戴镜前，需清洁双手，再用镜片护理液清洁镜片。

（2）取镜后，应先用护理液清洁镜片，再使用具备杀菌功效的双氧水护理液或者多功能护理液浸泡镜片。

（3）每周对镜片进行消毒以及除蛋白护理。

（4）定期清洗镜盒，尽量每月更换一次新镜盒。

关于护理液和润眼液的选择，市场上有 OK 镜专用的镜片护理液和润眼液，只要是专业厂家生产的合格产品都是安全的，可以结合佩戴 OK 镜的情况和具体使用情况进行选择。

需要强调的是，OK 镜是高分子聚合材料，有一定硬度和弹性，一般不易破碎。但也有在清洗中或者跌落后破碎的情况，所以在清洗时要注意轻柔，力度不要过大，摘戴的时候要小心，防止镜片跌落。

OK 镜是有一些使用禁忌的，当孩子有感冒、发热等现象时应停戴。眼睛发红时应该立即停戴，到医院咨询和检查，如果出现剧烈疼痛应及时到医院进行检查。

Part 5

关于防控近视的各种事

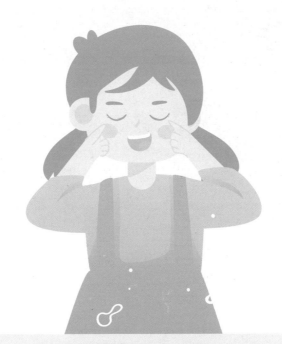

Q 问题 1

什么是功能性框架眼镜

　　功能性框架眼镜就是周边离焦设计的框架眼镜。周边离焦镜片在保证中心视力的同时，可以在周边视网膜形成近视离焦，佩戴时可以避免光线投射到周边视网膜后，从而达到控制近视发展的目的，可以在一定程度上延缓近视的发展。

Q 问题 2

如何验配、使用功能性框架眼镜

孩子在验配前需要进行眼科检查、散瞳验光，我们要了解孩子的屈光状态。特别要强调的是，调节功能过强和斜视的儿童不适合戴功能性框架眼镜。同时，孩子还要进行眼轴检查，以便在随诊中了解孩子眼轴增长速度和近视增长情况，以及孩子眼位、调节力的情况。

建议功能性框架眼镜一天戴镜时间至少 10 小时，才能更好地起到防控近视的作用。当然，对于近视度数偏高、裸眼视力不好的孩子，建议全天戴镜。

功能性框架眼镜有哪些优缺点

优点

离焦镜片具有多焦点，可以在一定程度上控制青少年近视的发展。

缺点

戴镜后有的孩子可能会觉得看东西不是很清楚，这是因为戴离焦镜的时候，周围物像聚焦在视网膜前，会使眼睛所看的外界物像对比度略有下降，这是正常现象。只需在验配时做到足矫，避免欠矫，逐渐适应之后，绝大多数孩子戴镜后可以获得良好的视物效果。

Q 问题 4

哪些孩子可以选择戴功能性框架眼镜? 如何挑选眼镜架

对于近视发展较快，又不耐受或者不能验配 OK 镜的孩子来说，周边离焦控制镜片是一个不错的控制近视的选择。

一般建议选择框高大于 28 毫米，框宽大于 45 毫米的框架。儿童患者鼻梁低，建议选择鼻托比较高或者可调鼻托的框架。材质轻便、安全、不易损坏。

眼睛的度数增长多少时，考虑换镜片

　　一般需要每半年随访时检查屈光度变化，如果检查度数改变 ≥ 0.50D，需要换镜片。如果度数增加 0.25D，戴原镜视力下降，换新度数镜后视力明显提高者，也可考虑换镜。

功能性框架眼镜要戴多长时间

　　不仅是功能性框架眼镜，所有的近视控制方式，包括角膜塑形镜、离焦软镜、低浓度阿托品等，都是为了控制青少年近视发展的，所以在青少年时期，近视快速增长的阶段，都建议坚持采取科学防控近视措施。

　　如果常规复查时发现近视增长速度或者眼轴增长速度仍然较快，可以考虑加用低浓度阿托品辅助控制近视进展，同时也可以考虑更换为角膜塑形镜、离焦软镜等。但无论使用哪种近视控制手段，都需要做到增加日间户外活动，减少持续近距离用眼，这是减缓近视发展的最主要因素。

什么是离焦软镜

　　离焦软镜的全称是离焦软性角膜接触镜，离焦软性角膜接触镜是一种利用"光学离焦"原理，能够延缓近视度数增加的一种新型日戴的软性角膜接触镜。它不需要改变角膜的形态，而是通过镜片自身采用"离焦环"设计，来减缓近视度数的增长速度。

Q 问题 8

多焦软镜的安全性如何？有哪些优缺点

多焦软镜不但可以有效控制近视发展，而且验配与普通软性角膜接触镜方法类似，相对比较简单，同时验配屈光度范围也更广，无法验配角膜塑形镜的孩子可以考虑验配多焦软镜。多焦软镜镜片舒适性、安全性都较高，孩子比较容易适应，而且日戴日抛的佩戴方式更安全，患感染性角膜炎的风险更低，可以减少并发症，提高佩戴安全性。在近视控制过程中，应同时监测眼轴和屈光度。

多焦软镜只能在日间佩戴，在进行体育活动、揉眼挤眼的时候有镜片丢失的可能。同时，多焦软镜矫正散光的能力相对较弱。在佩戴过程中如果发生镜片偏位，可能会影响视觉质量和控制近视的效果。

哪些孩子适合戴多焦软镜？哪些孩子不适合

多焦软镜是一种有效的近视控制手段，适合不能做角膜塑形而又有近视控制需求的儿童。一般建议 8 岁以上儿童佩戴。

除了一般的角膜塑形镜的禁忌证，如结膜、角膜病变等眼部活动性病变，严重干眼，对镜片或者护理液成分过敏等，对于卫生条件差、依从性差、不能按要求复查的孩子，或者孩子不能适应镜片以及家长在多焦软镜认识上存在误区者，也不适合验配多焦软镜。

用阿托品的不良反应可能有哪些？
使用时应该注意哪些问题

　　使用阿托品可能会产生瞳孔散大、畏光反应、眼压升高、调节能力下降和视力下降等状况，还有少数会有过敏反应及刺激性反应。阿托品浓度越高，这类症状越明显。研究发现，0.02% 阿托品是不会引发临床症状的最高浓度，一般不会引起不适。

　　全身症状目前鲜有报道，但仍需远期的临床观察。

　　使用阿托品时，首先要注意时机，一定要在医生指导下合理使用。因为该药可能造成暂时性视物模糊，一般建议晚上睡前使用；其次要购买正规厂家出品的药物。用药后注意定期复查，建议每 3 个月复查一次，了解近视控制效果。如果使用中发生明显不适要及时到医院就诊。

哪些孩子适合用阿托品控制近视

对于通过增加户外活动、减少近距离用眼、注意用眼姿势等常规近视防控手段，以及佩戴框架眼镜或者角膜塑形镜仍然近视控制效果不理想，或者其他近视控制方法不合适的双眼视功能基本正常的孩子，可以在医生指导下使用阿托品。

研究发现，阿托品浓度越高，近视防控效果越好，但是停药后反弹也大。0.01% 阿托品是在能保证近视防控效果前提下比较安全、不会反弹的浓度。

099

Q 问题 12

哪些孩子不适合用阿托品

　　低浓度阿托品的禁忌证包括对莨菪碱成分过敏，患青光眼或有青光眼倾向（浅前房、房角狭窄等），颅脑外伤，心脏病（特别是心律失常、充血性心力衰竭、冠心病、二尖瓣狭窄）等人群。调节力低下、低色素者（如白化病）等慎用，部分伴有畏光症状的眼病（如角膜炎）可待痊愈后使用。年龄过小（4 岁以下），也要慎用。

用了 0.01% 阿托品滴眼液能控制近视吗？需要使用多长时间

　　低浓度阿托品滴眼液对不同个体的控制效果可能不同：因为影响近视发展速度的因素包括近视家族史、近距离用眼时间和强度、户外活动时间、近视发病年龄、既往进展速度等，所以家长朋友们一定要充分认识、理解药物的实际效果，及时、定期复诊，更要注意科学用眼，综合防控近视。

　　因为青少年近视发展是一个持续的过程，所以低浓度阿托品使用也是个持续的过程。目前不同研究均提示连续用药 2 ~ 3 年是有效且安全的。尤其是 13 岁及以上青少年，可考虑停药并密切观察反弹效应；对于年龄小、近视发展快的儿童，可继续用药来维持近视防控效果，直至状

况良好或青春期中后期停药，但需严密随访，监控用药后
的不良反应及安全性。

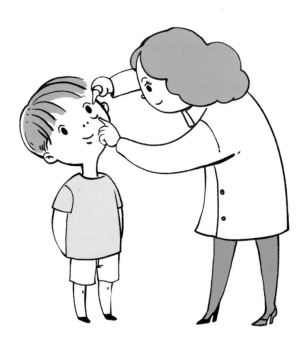

使用 0.01% 阿托品滴眼液后还用戴框架眼镜吗

低浓度阿托品只是辅助控制近视发展的一种方法，不能替代需要戴镜矫正的近视患者的治疗。对于近视患者，足矫配镜是治疗的基本。也就是说，使用低浓度阿托品治疗的孩子，同样需要光学矫正。

Q 问题 15

如果戴 OK 镜效果不理想，是否需要再增加使用 0.01% 阿托品滴眼液

近年来研究发现，OK 镜联合使用 0.01% 阿托品滴眼液，控制近视效果较明显。如果戴 OK 镜效果不理想，可以再增加使用 0.01% 阿托品滴眼液，但需要在医生指导下使用。

使用 0.01% 阿托品滴眼液有哪些注意事项

　　用药需规范、持续，遵照医嘱定期随访。用药过程中，可能发生不同程度的不良反应，如刺激性反应、看近不清晰、畏光、过敏反应等，如遇到问题需要及时就医。用药过程中，仍然需要进行屈光矫正，注意保持良好的用眼习惯，如减少近距离用眼的强度和时间、增加户外活动时间、改善坐姿和环境照明等。

Q 问题 17

没有近视的孩子，能用 0.01% 阿托品滴眼液预防近视吗

　　低浓度阿托品是药物，只适用于近视快速发展，其他手段控制效果不理想，双眼视功能基本正常的青少年近视患者。不建议还没有近视的孩子预防性地使用阿托品。青少年可以通过增加户外活动、减少近距离用眼等方法达到科学预防近视的作用。同时家长要了解学龄前儿童远视储备量、眼轴增长等情况。

其他浓度的阿托品滴眼液能不能使用

0.01% 阿托品滴眼液具有良好的延缓近视发展效果，且和高浓度阿托品滴眼液相比具有更小不良反应以及停药后更小反弹效应，是现阶段延缓儿童青少年近视发展的合理浓度。对于不同浓度阿托品滴眼液对近视防控作用的研究仍在探索中，包括 0.01%、0.02%、0.025%、0.05% 等。对于部分对 0.01% 浓度反应不好的儿童，可以考虑选择较高浓度（如 0.02%）来达到近视防控效果，但是否需要调整用药浓度，要严格遵医嘱。

阿托品可以自行购买吗

　　首先，孩子是否需要低浓度阿托品，是否可以使用，需要在医院就诊后，医生根据孩子的具体情况给出使用建议。如果医生建议可以使用的话，目前关于低浓度阿托品滴眼液的近视防控应用在中国未获得国家药监部门正式批准应用于临床，但在部分省份已经以院内制剂方式，经省级药监部门批准，在院内有条件的情况下使用。

近视眼激光手术能完全解决近视问题吗

近视眼激光手术相当于用激光把近视镜刻在角膜上，只能起到摘镜的作用，但是近视造成的眼轴增长、高度近视造成的眼底改变是不会变化的，一些严重的眼底病变有致盲的风险，所以近视防控的重点是减少近视增长的速度，减少高度近视的发生率。

近视眼激光手术的条件是年满 18 周岁以上的近视人群，而且近视度数必须趋于稳定，2～3 年没有发展，才可以实施准分子激光手术。对儿童来说，不满 18 周岁，近视度数不稳定的情况下是不能进行近视眼激光手术来控制近视发展的。

Q 问题 21

什么情况不能做近视眼激光手术

　　患有严重干眼症、圆锥角膜或有圆锥角膜倾向、重度弱视、严重的角膜疾病、甲亢、突眼、眼睑闭合不全、精神异常、严重的全身结缔组织或自身免疫性疾病的人是不能做近视眼激光手术的。

很多机构宣传的近视治疗是真的吗

　　目前公认的儿童青少年近视干预手段主要有三种：户外活动、角膜塑形镜、低浓度阿托品。另外，功能性框架眼镜和多焦软镜有一定的控制近视的作用。所以家长要注意甄别机构宣传的治疗方法和效果。

Q 问题 23

按摩穴位、针灸等中医治疗手段能治疗近视吗

　　按摩穴位、针灸等中医治疗手段是不会把近视治好的，有时通过针灸刺激眼睛周围的穴位，能够改善眼周血液循环，改善视疲劳，但是目前尚无针灸可以治愈近视的足够证据，还是需要戴合适的眼镜治疗近视。

　　有些中医治疗方法可以缓解视疲劳，但是延缓近视的作用还需进一步验证，需要足够的循证医学证据来进行证实。

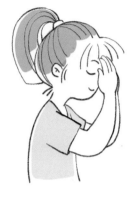

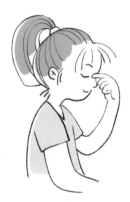

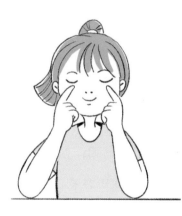

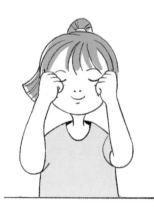

Q 问题 24

近视之后的防控应注意什么

（1）充分认识日间户外活动的重要性，特别是已经近视的孩子，需要更多的日间户外活动时间，建议每天保证至少 2 小时户外活动时间，这样能刺激眼部分泌更多的多巴胺，控制近视发展速度。

（2）严格控制近距离用眼时间，牢记"20—20—20"原则，即近距离用眼 20 分钟后，要抬头远眺 20 英尺（大约 6 米）外 20 秒钟以上，同时严格控制孩子每天观看电子屏幕的时间。

（3）注意正确读写姿势，保证充足睡眠，饮食均衡，多吃鱼类、蔬菜、水果等有益于视力健康的食物。

（4）建议近视的孩子每 3 个月复查眼轴情况，了解近视增长速度，每半年要关注矫正视力变化的情况，进行规范的散瞳验光以了解屈光度的变化，必要时更换眼镜。

Part 6

关于预防近视的
各种事

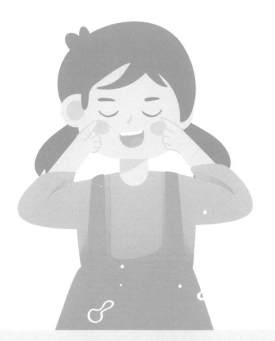

为什么要给 3 岁以上的孩子建立视力档案

0 ～ 3 岁是儿童视觉发育的关键期，0 ～ 12 岁是儿童视力发育的敏感期。先天性眼病（如先天性白内障）、屈光异常（如高度近视、远视、屈光参差、散光等）、斜视等疾病如果没有及时发现和治疗，都有可能引起视力发育的异常，造成弱视。

同时，学龄前及学龄时期不良的用眼习惯还可能引起儿童过早出现近视。近年来，近视的发生逐渐呈现出"低龄化"的态势，在小学甚至幼儿园出现了越来越多的"小眼镜"。由于近视通常会随着孩子年龄增长及身体发育（包括眼轴的发育）逐年增长，一般到 18 岁以后才趋于稳定，而学龄时期长时间的伏案学习、缺乏户外活动更是增加了近视发展的风险因素。这就意味着，孩子越早出现近视，那么之后越容易发展成为高度近视甚至病理性近视，可能造成不可逆的眼底病变和视力损失。

3岁的孩子已经具备一定的理解能力和表达能力，能够配合一些简单的眼科检查，如测视力、验光、眼底照相等。为3岁以上的孩子建立视力档案，一方面通过以上检查可以让家长和医生了解孩子的视力和屈光状况，及早发现屈光不正、远视储备不足等问题，从而有针对性地进行干预，控制和减少儿童可控性视力不良的发展，预防近视的发生和发展；另一方面，逐年的视力档案记录可以作为评估针对视力或屈光异常所采取的干预手段有效性的依据，对后续的治疗起到一定的指导作用。

视力档案要记录哪些信息

　　视力档案通常需要记录孩子的裸眼视力、戴镜视力（如有戴镜）、验光度数。对于视力正常的孩子，可采取视筛仪或显然验光检查；对于怀疑视力异常的孩子，最好有睫状肌麻痹下的屈光检查度数，也就是通常所说的"散瞳验光"结果。有条件的地区和医院还可在视力档案上增加眼位、眼压、眼底、眼轴、角膜曲率等内容。

Q 问题 3

什么是远视储备量

新生儿的眼球较成年人小，眼轴短。正常情况下，婴幼儿的眼睛处于远视的状态，随着生长发育，眼轴逐渐增长，逐渐向正视化发展，远视的度数逐渐降低至 0。此后如果眼轴继续增长，屈光状态则向近视发展。这种儿童时期的远视度数如果在合理的范围内，称为生理性远视，也就是孩子的远视储备量。通俗地讲，远视储备量就是孩子在发生近视前可以消耗的远视度数，一般会随着年龄增长逐渐减少。

那么有的家长也许要问：远视储备量是不是越多越好呢？当然不是。超出生理性范围过多的远视会影响孩子视力发育，造成弱视；一旦发现这种情况，需要戴眼镜进行矫正。

122

同时，每个年龄段的孩子对应不同的远视储备量：正常情况下，4 ~ 5 岁的孩子有 150 ~ 200 度的远视储备量，6 ~ 7 岁的孩子有 100 ~ 150 度的远视储备量，8 岁孩子还有约 100 度的远视储备量。如果孩子睫状肌麻痹下验光的远视度数低于上述数值，就是所谓的"远视储备量不足"，代表孩子可能存在眼轴增长过快或本身角膜曲率大，如不加以重视，继续从事过多的近距离用眼活动，可能很快就会近视。希望家长能够保护孩子的远视储备量，尽量延缓近视的发生。

Q 问题 4

如何获得远视储备量

远视储备量与孩子的眼轴长度和角膜曲率有关，是先天获得的，无法后天获得。既然无法人为增加孩子的远视储备量，只能保护孩子与生俱来的远视储备量，减少其消耗，可以注意以下几点。

（1）让孩子养成科学的用眼习惯，掌握正确的读写姿势：手指距离笔尖 1 寸、胸口距离书桌 1 拳、眼睛距离书本 1 尺。在柔和、明亮的光线下进行读写等。

（2）避免近距离用眼时间过长。远视储备量的消耗与近距离用眼的时间成正比，近距离用眼不仅包括读写，还包括画画、练琴（看琴谱）、编程（看电脑屏幕）、玩细小的玩具（如拼乐高）等。如今，很多家长让孩子在幼儿时期就开始增加阅读量或上课外兴趣班，这些活动很容易使孩子用眼过度，造成远视储备量的快速消耗。家长应注意合理安排孩子的用眼时间，每次近距离用眼不超过 30 分钟，中间休息 5 ～ 10 分钟，鼓励孩子在休息间隙向远处眺望，或到户外阳光下活动。

（3）减少电子产品的使用时间。触屏手机、平板电脑因为其易操作性以及丰富的视听内容，已成为许多家长所谓的"哄娃神器"，却也变成了近视、干眼症等疾病早早找上孩子的"帮凶"。同时，近年来，上网课已经成为一种趋势。长时间使用这些电子产品，会导致视疲劳、眼干及远视储备量的过度消耗。有的孩子，要求把玩手机、平板电脑作为学习后的"放松""奖励"，实际上却使眼睛更加疲劳。

因此，家长不应让孩子过早接触手机等电子产品（2 岁前尽量不接触）；注意控制孩子每次使用时间不超过 15 分钟，鼓励和引导孩子多去户外阳光下进行活动。上网课的孩子，则应尽量选择大屏幕。

（4）增加阳光下的户外活动，包括散步、跳绳、打球等。学龄前的孩子，最好能保证每天 4 小时的户外活动时

间，学龄期的孩子尽量保证每天阳光下的户外活动不少于
2 小时。

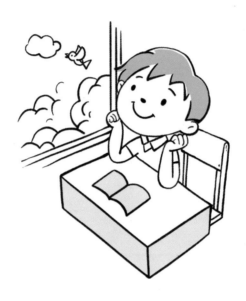

经常向远处看可以增加远视储备量吗

远视储备量和出生时眼球本身的形态有关，是先天获得的，在出生后无法增加，但经常向远处看确实对眼睛有好处。

就像长时间运动会造成身体肌肉的紧张甚至痉挛一样，长时间看近处的东西也会让我们眼球内的肌肉产生紧张、痉挛等状况，诱导眼轴增长和近视发生。而间歇性的远眺可以帮助放松眼球内紧张的肌肉，减轻视疲劳，延缓眼轴的增长，从而在一定程度上使远视储备量降低（消耗）的速度变慢。

Q 问题 6

在幼儿园体检中，发现孩子只有 50 度远视储备量，是不是快要近视了

首先家长要明确，真正的远视储备量应该是在睫状肌完全麻痹（放松）的状态下测得的，也就是通常所说的"散瞳验光"。儿童的眼睛调节力相较成年人更强，长时间的近距离用眼可能造成调节痉挛，此时直接电脑验光的结果可能会表现出远视储备量不足甚至近视的"假象"，而散瞳前后测得的屈光度，往往存在较大的差异。

幼儿园体检时为了快速筛查，通常采用的是小瞳孔下（没有使睫状肌充分麻痹）的屈光检查，由于可能存在睫状肌紧张（调节）的因素，测得的远视储备量往往比孩子真实的远视储备量低，因此即使只测得 50 度远视储备量，也不能就此断定孩子远视储备量不足或快要近视，应在医院充分放松睫状肌后再检查，才能测得孩子准确的远视储备量。

6岁的孩子已经没有远视储备量了，怎么办

正常情况下，6 ~ 7岁的孩子还有100 ~ 150度的远视储备量，但由于先天遗传因素的影响（如父母一方或双方都近视）或没有养成正确的用眼习惯等原因，可能造成孩子过早地完全消耗掉了远视储备量。6岁孩子的眼球发育尚未完全，随着眼球的正常发育和孩子上学后用眼增多，眼轴进一步增长，近视的发生几乎不可避免。此时，家长可以采取各种措施尽可能避免孩子近视发展过快。

注意保持良好的用眼习惯；

尽可能增加阳光下的户外活动；

尽可能减少不必要的近距离用眼；

定期带孩子到医院检查。

怎样安排户外活动可以达到保护眼睛的效果

减少视疲劳

户外活动不是指户外运动，而是指在户外进行活动，活动时间越长，发生近视的风险就越低。

据美国眼科协会的研究，鼓励孩子们在户外度过更多时间，是改善他们视力最简单且有成效的方法。孩子每周的户外活动增加 1 小时，其患近视的风险就会下降约 2%。

其中的原因是什么呢？近视就是眼球变形，前后轴加长，外界物体在视网膜前面成像，所以看东西就会觉得模糊。

而户外明亮的光线有助于孩子视觉系统的发育，可以刺激视网膜释放多巴胺，多巴胺能抑制眼轴的生长，让眼球晶体和视网膜始终保持在正确的距离上，这就预防了近视的发生。

　　只要在户外活动就可以预防近视。改善孩子视力的是户外的自然光，与运动并没有必然关系。户外活动时间越长，发生近视的风险就越低。

　　科学安排户外活动，可参考以下几点：

　　（1）6 岁以前的孩子，每天应至少有半天时间在户外。而学龄期的孩子，尤其是低年级的孩子，每天应至少保证 2 小时的户外活动时间，每周至少 10 ～ 14 小时。

　　（2）户外活动必须在阳光下进行。夜间进行的户外活动不能达到预防近视的效果。家长每个周末都应留出时间，陪孩子到户外、公园进行一些亲子活动，放风筝、登山、散步、慢跑、跳绳、转呼啦圈等都可以，让孩子的视觉焦点处于来回切换中，锻炼眼球的调节功能。

　　（3）不需要一次达到 2 小时，可以累计时间。户外活动可以间歇进行，以累计时间计算，不是必须一次达到 2 小时。时间分割到不同时间段多次进行，比一次持续进行对近视的预防效果更好。比如，将每周的 10 ～ 14 小时平均分配到每天，效果是最理想的。

（4）上学、放学尽量步行。如果时间和距离允许，尽量陪孩子步行上学、放学。在给孩子选择运动类兴趣班的时候，可以优先考虑户外环境下的项目，走进大自然，亲近阳光，这样既锻炼了身体，又能预防近视。

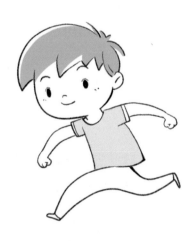

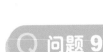

孩子在家里看书、写作业时，怎样做才能预防近视

看书、写作业均属于近距离的用眼活动，需要动用眼睛的调节力，如果长时间做这些事不让眼睛放松休息，易造成视疲劳、调节麻痹，后者也就是我们所说的"假性近视"；如果眼睛得不到及时有效的缓解，随着远视储备被消耗殆尽，最终就会发生"真性近视"。因此，在看书、写作业的过程中，需要按照以下两个方法来预防近视。

（1）保证正确的握笔、读写姿势，牢记"3 个 1"原则：手指距离笔尖 1 寸、胸口距离书桌 1 拳、眼睛距离书本 1 尺。

（2）控制连续读写时间，避免长时间、近距离用眼。

小学生的连续读写时间最好不超过 30 分钟，中学生最好不超过 40 分钟，中间休息 5～10 分钟为宜。

　　在白天条件允许的情况下，最好到室外进行阳光下的户外活动，如散步、跳绳、跑步、打球等，使眼睛能远近切换焦点，放松调节。休息时间较短或条件不允许，应尽量向远处眺望，不眯眼，使眼睛充分放松，时间不少于 20 秒。还可以闭上眼睛做眼保健操，也能起到缓解视疲劳的作用。

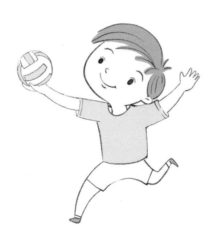

什么样的室内光源能减少孩子视疲劳

"双光源"是黄金准则，也就是同时有一盏顶灯、一盏台灯

孩子居家看书和写作业，很多时间是在晚上，一定要为孩子准备"双光源"，即一盏顶灯和一盏台灯，避免光照环境明暗落差太大，增加眼睛疲劳。

如果孩子看书或写作业只配一个光源（如只用一盏台灯），视觉中只有近距离的书本得到照明，其他地方都是暗环境，眼睛失去了望远的参照物，始终处于看近的紧张状态，就非常容易形成近视，而本来就近视的孩子眼睛度数会进一步加深。

台灯光线一定来自左前方

　　如果孩子右手握笔，台灯就要放在左前方，光线应该从左上角照射过来，但又不直接射入眼睛。同样的道理，对于左手握笔的孩子，台灯光线要从右上角照射过来。

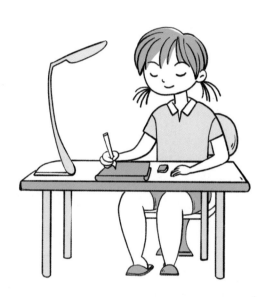

如何选择护眼灯

　　一盏好的台灯光线应明亮、柔和，虽然用眼时的光线非常重要，但护眼灯本身起不到近视防控的作用。家长不用过度追求费用高昂或宣传上夸大效果的"高级护眼灯"，而应注意选择符合国家认证的正规品牌的护眼灯，要无频闪、宽频谱，还要注意色温、照度、显色、不引起眩光等。同时要保证孩子在读写时的"双光源"环境，以及保持良好的用眼习惯，才能达到防控近视的效果。

看书多了会导致近视吗

看书多了不会导致近视，用眼不科学才会引起近视。

（1）看书时光线要合适，避免长时间近距离用眼，看一会儿要休息一会儿。一般看书 20 分钟要适当休息 3 ～ 5 分钟。

（2）不要躺在床上阅读，因为很可能会不自觉地把书本移向眼睛。

（3）不要在车上看书，车上颠簸，眼睛容易调节痉挛，导致近视发生。

（4）选择图书时要选文字印刷清晰、字号大小适当、字行间有足够的距离的书。字号太小、排版密集的图书，容易让孩子的眼睛产生疲劳。

（5）不要选择带反光的纸张，反光纸张会产生眩光，长时间阅读也容易导致眼疲劳；也尽量不要选择深颜色的纸张，会影响清晰度，增加阅读难度。

孩子上网课时，怎样使用屏幕能够保护眼睛

上网课已经是孩子们日常学习中的补充工具。家长们一定要尽量帮孩子做到合理、科学使用电子屏幕，保护好孩子的眼睛。

（1）尽量选择尺寸大的屏幕。屏幕大一些，眼睛不容易疲劳。建议使用顺序是：投影仪、电视机、电脑台式机显示屏幕，同等条件下选择高分辨率、无频闪的显示屏。

（2）保持合理的使用距离。一般建议观看的距离为屏幕对角线长度的 3 ~ 5 倍。电视、投影仪的使用距离在 3 米以外；电脑屏幕的使用在 60 厘米。要注意屏幕中心位置在孩子眼睛视线下方 10 厘米左右。

（3）用好"20—20—20"法则。上网课或读书20分钟后，远眺20英尺（约6米）以外的物体或眺望远方，休息至少20秒（可再多休息一会儿），就能有效预防近视。这种远眺，不眯眼、不眨眼，认真注视物体的形状、轮廓和细节，使眼睛处于一种活动的状态中。

（4）不要增加额外的电子产品使用时间。除了上网课，尽量不要让孩子进行打游戏等活动，避免增加额外的电子产品使用时间。作业最好在打印出来的纸质版上完成，而不是使用电子屏幕。

Q 问题 14

上网课时，戴防蓝光眼镜可以预防近视吗

目前并没有证据证明，孩子在使用电子产品时戴防蓝光眼镜在近视防控方面有明显效果；其对蓝光造成的视疲劳有无缓解作用，也尚不确定。其实并不是所有的蓝光都是有害的，只有 400 ～ 450 纳米的蓝光持续照射一定时间和强度后才会对视网膜造成损害。而 480 ～ 500 纳米的蓝光有调整生物节律的作用，是有益的。所以，上网课时，控制使用屏幕时间更为重要。

课间休息 10 分钟为什么很重要

孩子长时间在室内学习，眼睛一直处在调节紧张状态，也会出现睫状肌调节痉挛，久而久之，就会导致近视的出现。利用好课间 10 分钟，不仅能放松疲劳的双眼，还对眼睛的发育有益。家长要让孩子了解眼睛是需要休息的。

在课间的 10 分钟里，不要着急赶作业，一定要站起来活动一下；或者走到窗子边，眺望远处，帮助眼睛放松。看窗外、喝水、上厕所可以让眼睛得到休息，看课外书、写作业并不能让眼睛放松。

想要缓解视觉疲劳，并且让大脑得到充分的休息，也可以通过做眼保健操的方式。

Q 问题 16

学钢琴的孩子，如何预防近视

　　学钢琴的孩子，一般在学龄前便开始练琴。此时孩子的视力和眼球发育尚未完全，加上孩子的表达能力有限，长时间练习引起的视疲劳、视力下降等问题不能及早被家长发现。当家长发现孩子视力下降，带孩子到医院检查，才发现孩子已经出现近视，需要戴眼镜了，这才追悔莫及。因此，如果家长有意让孩子学琴、练琴，就要在头脑中具备让孩子保护眼睛、预防近视的意识，这是非常重要的。家长可从以下几个方面注意：

　　（1）保持练琴时的光线明亮、柔和，减少孩子的视疲劳。

　　（2）将琴谱适当放大。琴谱上的字符过小、过密容易加重视觉拥挤，继而引发近视。

（3）控制练习时长，每次练琴的时间最好不超过半小时，中间可以休息 3 ～ 5 分钟。练琴结束，应注意及时让眼睛得到放松、休息，可以向远处眺望或做一下眼保健操。

（4）休息时尽量减少看手机、电视的时间，多去户外活动，并且在阳光下进行。

（5）定期到医院检查视力及屈光状态，及早发现问题，及早干预。

为什么玩玩具时也要注意保护眼睛

眼科医生常常会在急诊遇到一些眼外伤的孩子，他们是在玩耍时不慎被自己或同伴的玩具伤到，如铅笔、水弹枪、塑料积木等。这些生活中非常常见的玩具，有时却会给孩子的眼睛和视力造成不可逆的伤害，因此家长应尽早让孩子树立起安全意识，告诉孩子有些玩具对眼睛是危险的，不可以拿着尖锐的笔、玩具跑跳、嬉闹等。除了机械性损伤以外，有的玩具可能对眼睛造成化学性的伤害，如把造雪粉、泡泡水不慎弄进眼睛里。如果遇到孩子玩耍时不慎受伤的情况应及时就医，如果怀疑是化学物品入眼，应先用大量自来水或清水冲洗眼睛。

另外，在保障安全的前提下，还要避免长时间地画画、玩玩具造成的视疲劳，如避免让孩子玩特别细小的积木或拼图，用眼一段时间后注意让眼睛休息。

最后，我们不建议孩子过早或过多地使用手机、平板电脑等电子产品，电子屏幕的过度使用易造成干眼、远视储备提前消耗等问题。建议孩子在 2 岁以前不接触电子产品，3 岁以后每天电子产品的使用时间控制在半小时到 1 小时。

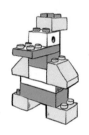

Q 问题 18

眼保健操真的可以预防近视吗

　　眼保健操是通过按摩刺激眼周的穴位，改善血液循环，消除睫状肌紧张，放松调节。它既是一种对尚未发生近视的预防措施，也能让已经近视的孩子缓解视疲劳，从而起到控制近视发展的作用。

　　已有随机对照研究证实，规范进行眼保健操能显著降低青少年的调节滞后，在延缓近视的发展中起到重要作用。另一项研究报告表明，长期坚持做规范的眼保健操的儿童，与做不规范的眼保健操或不做眼保健操的儿童相比，近视的发展较慢。

　　因此，眼保健操对防控近视是有效的，但要保证手法规范，长期坚持，每天上午、下午各一次。而仅仅靠做眼保健操的效果比较有限，还要注意保持正确的用眼习惯，增加阳光下的户外活动，等等。

如何为孩子选择合适高度的桌椅

　　孩子在生长发育的过程中身高变化较快，应根据不同的年龄和身高选择合适高度的桌椅，从而保证书写姿势的正确。桌子太高，会造成孩子够不到桌子，或读写距离过近，加快近视发展；桌子过低，则会造成不良的读写姿势，如弯腰、驼背、低头等，对脊柱发育产生不良影响。

　　当孩子坐在椅子或凳子上时大腿与小腿垂直、背挺直，上臂下垂，其手肘在桌面以下 3 ～ 4 厘米，就是合适的桌椅高度。一般来说，6 岁的孩子选择 40 ～ 46 厘米高的书桌，10 岁的孩子选择 50 ～ 55 厘米高的书桌，14 岁的孩子选择 60 ～ 65 厘米高的书桌。选择椅子的高度时，应使得孩子坐在椅子上时眼睛距离桌面或书本的距离为30 ～ 40 厘米。

Q 问题 20

孩子睡眠时间短，容易近视吗

有研究发现，睡眠时间短是近视的独立危险因素，与每天睡眠时间达到 9 小时的孩子相比，睡眠时间在 7 小时以下和 7 ~ 8 小时的孩子更容易出现近视。造成睡眠时间短与近视发生之间关联的机制尚不明确，一个可能的原因是睡眠时睫状肌处于放松状态。除了睡眠时间外，有文献报道睡眠习惯（晚睡）和睡眠质量差也与近视具有相关性。

由此可见，睡眠时间短确实和近视的发生有关系。因此应当保障孩子的睡眠时间，小学生每天保证 10 小时睡眠，初中生每天保证 9 小时睡眠。

在冬季，孩子近视防控需要更加注意哪些问题

　　冬天，白天变短，室外温度低，同时冬天还是流感的高发季节，一些家长和孩子可能不愿意出门，这样一来就大大减少了孩子接受阳光照射的时间。由于孩子的室外活动减少，室内活动时近距离用眼的时间增长，不多加注意更容易加快近视的发生发展。

　　因此即使在冬天，也应该鼓励孩子多到阳光下进行户外活动，家长可以以身作则，陪伴孩子在户外活动。

Q 问题 22

如何选择缓解视疲劳的眼药水

如果仅是短期出现视疲劳症状，不主张点太多眼药水，应积极寻找并消除造成视疲劳的诱因。减少近距离用眼，多向远处眺望，避免熬夜，注意饮食营养均衡，减少电子屏幕的使用，做眼保健操或采取一些理疗方法（如按摩、中医针灸等），都可以在一定程度上有效缓解视疲劳。

如果采取上述方法后孩子仍有视疲劳的症状，应到医院检查是否存在屈光不正或调节功能的异常，并做相应的治疗；此时可以辅助使用一些缓解视疲劳的药物，对于眼睛干涩症状明显的，可以加用不含防腐剂的人工泪液。

另外需要注意的是，目前市面上有一些进口"网红"眼药水，卖家声称能去除红血丝，缓解视疲劳。不建议家长给儿童及青少年使用这些成分不明的"网红"眼药水或长期点眼药水，以免造成药物性角膜损伤。

Q 问题 23

孩子需要戴太阳镜吗

　　一般光线条件下孩子不需要戴太阳镜，因为我们的眼睛可以通过瞳孔的收缩控制进入眼球的光线，因此只要不是直视太阳，阳光通常不会对眼睛造成损害。另外，适当的阳光照射对延缓近视的发生和发展具有积极的影响，因此我们鼓励孩子多在阳光下做户外活动，学龄前儿童每日最好能保证半天时间，学龄儿童和青少年每天不少于 2 小时。

　　在一些特殊情况下，比如当孩子刚刚做完散瞳检查，或需要长时间在阳光特别充足的户外进行活动时，可以佩戴太阳镜或帽子进行一定的避光。另外，应该在正规的商家选择适合儿童的太阳镜。

孩子留刘海儿会影响视力吗

　　孩子可以留刘海儿，但应注意保持刘海儿的清洁，并且及时修剪不要让刘海儿过长，一般刘海儿的长度不宜超过眉毛。如果孩子刘海儿过长或不注意清洁，头发可能会碰到眼内，造成眼红、流泪、有异物感的结膜炎症状。过长的刘海儿还会在低头看书时遮挡光线，也是不利于眼部健康的。

Q 问题 25

游泳后，孩子出现眼睛红、频繁揉眼等情况时，需要点眼药水吗

出现这种情况时，可以先观察一会儿，如果症状逐渐减轻或消失，可能是游泳池水中的化学物质刺激引起的，可以点一些人工泪液进行冲洗或继续观察。如果症状持续或出现眼分泌物增多的情况，则有可能是水中的微生物或化学物质引起的感染性或过敏性结膜炎，应及时到医院就诊，让医生检查并开具适当的眼药水处方。

如何给孩子正确滴眼药水、上眼药膏

　　点眼药水前，家长应先清洗双手，让孩子采用坐位或平卧位，面朝上仰，眼睛注视上方，家长轻轻下拉下眼睑，向下睑穹窿内（下眼白和下睑结膜之间）滴入 1 滴眼药水，其后让孩子闭眼休息 3 ～ 5 分钟。也可以当孩子在睡眠状态时，家长轻轻拉开下睑后滴入 1 滴眼药水。尽量不要将眼药水滴在黑眼珠上。

　　上眼药膏和滴眼药水方法类似，家长轻轻拉开孩子的下眼睑后，将 1 厘米左右的眼药膏挤入下眼白和下睑结膜之间的空隙内即可。

Q 问题 27

家长是高度近视，有什么方法可以预防孩子近视

　　首先家长要了解，近视是先天遗传和后天环境多种因素共同作用造成的结果，致病因素非常复杂。家长若是高度近视，孩子一出生就有了近视的遗传易感性，只能通过尽量去除其他造成近视的危险因素来预防，包括尽可能减少近距离用眼，保持良好的用眼习惯，每天保证尽可能多（至少 2 小时）的阳光下户外活动，充足均衡的营养摄入，等等。

　　即便做到以上各点，由于遗传因素的影响，孩子还是有可能会近视，我们只能通过努力来控制近视继续加深。

哪些兴趣爱好可以帮助孩子预防近视

球类运动，如篮球、足球、排球、乒乓球、羽毛球等。在做这些运动时需要运用动态视力，眼睛的焦点在不断变换，有助于放松调节，缓解视疲劳，从而达到防控近视的效果，如果能够在户外阳光下进行，效果更佳。

散步、登山、慢跑、骑自行车、郊游和其他在户外进行的活动。这些户外活动既能缓解孩子的视疲劳，也能达到让孩子锻炼身体的目的。

书法，能够培养正确的读写姿势。

Q 问题 29

寒暑假期间，如何预防孩子近视

　　寒暑假期间，孩子容易长时间待在房间内，生活不规律、长时间近距离用眼，易发生近视或近视程度加深，家长应帮助孩子做好预防。

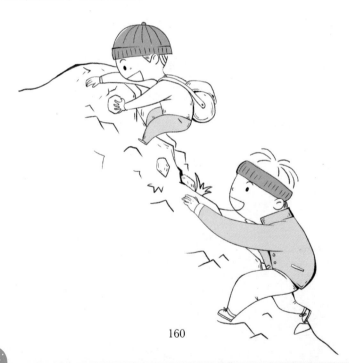

利用假期时间，多进行阳光下的户外活动。

保持规律作息和充足睡眠时间，不熬夜晚睡。

均衡营养，少吃甜食和含糖饮料。

合理规划学习与休息时间，避免长时间近距离用眼。如果上网课，尽量选用大屏幕。

培养健康的兴趣爱好，避免连续长时间看电视、打游戏或使用电子产品。

Part 7

增强视觉功能的
食物和训练

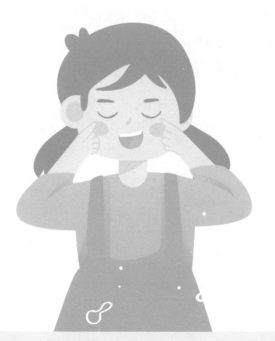

吃糖多会导致近视吗

近视是最常见的一种屈光不正，是由遗传因素或环境因素导致的屈光发育异常。近年来，有研究表明，胰岛素水平的相关指标与屈光度变化有关，慢性高胰岛素血症在儿童及青少年近视的发病机制中起关键作用。另一项研究发现，糖尿病患者血糖控制不良是近视的危险因素。当机体血糖升高时，血浆渗透压升高，体液渗透压降低，眼球内房水就会渗透到晶状体内，导致晶状体凸度和屈光度增加，加快近视发展速度。

除此以外，我国的一项调查表明，中小学生近视的发生与血钙、血铬偏低有关，而这两个血中的微量元素水平，也与甜食的摄入有关。甜食在消化、吸收和代谢过程中会消耗大量钙元素，去中和糖分在血液中产生的大量酸性物质，从而造成血钙储存减少，而缺钙则会使眼球壁——巩膜的坚韧度和弹性降低，最终造成屈光度发育异常、眼轴伸长，加快近视的发展速度。铬离子的减少会影响体内胰岛素的调节功能，使血浆渗透压升高，晶状体变凸，屈光度增加，导致近视发生。

甜食中的糖分在人体内代谢时还会消耗大量维生素 B_1。维生素 B_1 对视神经有保护作用，如果经常大量进食甜食，会导致维生素 B_1 缺乏，从而导致眼睛的视神经系统出现异常，还会影响体内碳水化合物的氧化，导致不完全氧化物滞留血液内，对视神经产生一定的毒害作用而影响视力。

因此，要预防近视或避免近视加深，一定要让孩子养成良好的饮食习惯，少吃甜食。

Q 问题 2

吃哪些食物有利于预防近视

多吃富含维生素的食品。维生素是保持机体正常发育的必需物质，对调理机体的生理功能有重要作用。

维生素 A 是眼球发育的必要营养元素，是视色素的主要组成成分，并参与视紫红质的形成，能够预防角膜干燥、软化，增强眼睛在黑暗中的视力。

维生素 A、维生素 B_1、维生素 B_2、维生素 C、维生素 D、维生素 E 等，能改善眼内视网膜、视神经等的代谢，对增强巩膜韧性与睫状肌肌力起作用。

维生素必须依托食物供应。动物肝脏、乳类、蛋黄、鱼肝油等含维生素 A、维生素 D 等，新鲜蔬菜、水果含有维生素 C、B 族维生素及其他各种有用的维生素。

　　多吃含钙、锌、铬丰富的食物。钙与眼球构成紧密相关，缺乏钙也会导致近视。儿童处于成长发育期，钙的需求量相对较大。若不注意钙离子的补充，不仅会影响骨骼发育，而且会使正在发育的眼球壁的弹性降低，致使眼轴增长。含钙丰富的食物主要包括奶类及奶制品，以及贝壳类、骨粉、豆类及豆制品、蛋黄和深绿色蔬菜等。

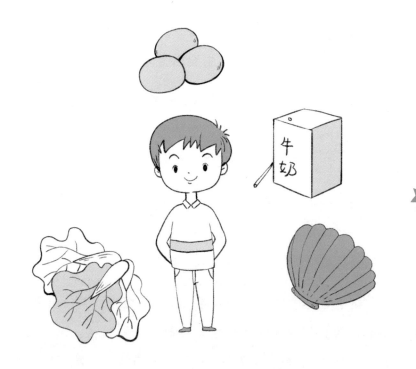

缺铬也易导致近视，铬在糖和脂肪的代谢中能协助胰岛素发挥重要的生理作用。如果机体内铬含量不足，会使胰岛素调节血糖功能发生障碍，血浆渗透压增高，致使眼球晶状体、房水的渗透压升高，屈光度增大，从而诱发近视。处于生长发育期的儿童及青少年，铬的需求量比成年人大。铬主要存在于粗粮、红糖、蔬菜、水果、瘦肉、动物肝脏等食物中。

　　锌元素的缺乏会导致视力障碍。锌在体内主要分布在骨骼和血液中，角膜、虹膜、视网膜及晶状体内也含有锌元素。锌在眼内参与维生素 A 的代谢与运输，维持视网膜色素上皮的正常组织状态，维护正常视功能。含锌较多的食物有牡蛎、肉类、动物肝脏、蛋类、小麦、豆类、杂粮等。

预防近视，一定要少吃哪几类食物

精制糖及各种甜食。精制糖及甜食包括红糖、白糖、蜂蜜、葡萄糖等精制糖类，以及各种糖制糕点、罐头、果酱、冰激凌等。糖吃多了，血糖含量增加，会引起房水、晶状体渗透压改变。眼周肌肉由于糖化弹性降低，不能灵活调节焦距，使眼调节能力下降。降解糖类需要人体内的大量维生素 B_1，如果摄入糖分过多会导致糖分过度堆积，不仅会造成视力下降，还容易引发骨质脆弱和眼部肌肉无力，造成近视。

碳酸饮料。碳酸饮料中的碳酸水、柠檬酸等酸性物质与体内的盐类，特别是钙盐中和，会在血液中造成钙离子的减少，从而使眼球壁的韧性降低，眼轴伸长，促进近视的发生和发展。

高淀粉类食物。淀粉是葡萄糖的高聚体，很容易分解成糖分，因此也是人体糖分的主要来源之一。常见的包括土豆、粉条、山药、藕、芋头、绿豆等，这类食物的摄入要适量。

　　高脂肪、油炸食品，如油条、油炸方便面等。油炸食品通常富含不健康的饱和脂肪酸和反式脂肪酸，摄入过多

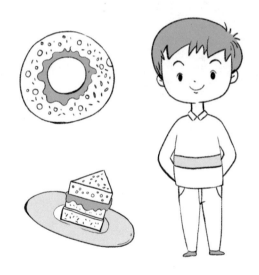

可能导致体内水分丧失，影响维生素的吸收和利用。维生素在保护眼睛健康方面发挥着重要作用，如维生素 A 是构成眼部感光物质的重要成分，维生素 B_1、维生素 B_2 参与神经细胞代谢，维生素 C 是眼球晶状体的重要营养成分。缺乏这些维生素可能导致眼睛相关问题，如近视度数加深。

零食。零食中含有大量防腐剂、色素等添加剂，这类食物缺乏营养元素，或导致营养物质被破坏，同样也会导致近视，可以说食用过量有百害而无一利。

补充叶黄素、花青素、鱼肝油能预防近视吗

　　叶黄素属于一种类胡萝卜素，在自然界中广泛存在。人体自身无法合成叶黄素，完全依赖食物摄取。叶黄素可以减少蓝光对人眼的危害，是构成成年人眼视网膜黄斑区的主要色素。在人体内，叶黄素存在于血浆和眼睛的黄斑区。叶黄素最主要的作用机理是抗氧化，其次是对光破坏具有保护作用，能够有效地过滤阳光中导致视网膜损伤的蓝光，促进视网膜细胞中视紫质的再生成，可预防高度近视造成的黄斑损伤。

　　花青素抗氧化力强，并且含有丰富的维生素 A、B 族维生素、维生素 C、维生素 E 及熊果苷、蛋白质、食用纤维。花青素能帮助视网膜上的视紫红质再生，人眼能够看

到物体正是由于视网膜上视紫红质的存在。花青素还能够帮助眼球恢复弹性，减缓眼睛的衰老，缓解眼干、眼涩、眼疲劳，对预防近视、增强视力均有不错的效果。

鱼肝油主要成分为维生素 A 和维生素 D。维生素 A 对维持夜间的视觉和上皮细胞的完整有重要作用，可以防止由于维生素 A 缺乏而引起的夜盲症，对近视的预防，也有辅助作用。维生素 D 有帮助钙的吸收和促进骨骼钙化的功能。

因此，想要预防近视或者防控近视发展，需要给孩子提供营养均衡的饮食。

学习能力和眼睛的功能有关系吗

在学习过程中，阅读是重要组成部分，因此依赖视觉系统学习的比重相当大。阅读的基础就是"看得清楚"，这需要眼睛有正常的屈光状态和良好的调节力。

正常的屈光状态

什么是屈光呢？我们把眼睛将外界的物体在视网膜上成像，使得脑部视觉中枢感受到的这个过程称为"屈光"。可以把这个过程想象为照相机成像。正常的屈光状态是指物体成像可以清晰、准确地聚焦在视网膜上。简单地说，就是我们的眼睛不需要任何辅助镜片的情况下能看清楚，也就是"视力好"。如果屈光状态出现问题，如有近视、远视、散光，出现这些状态我们叫作"屈光不正"，这时就需要镜片辅助，才能让孩子看清楚。

良好的调节力

在"看得清楚"的前提下，还需要良好的调节力。这就像相机调节远近的变焦功能一样，我们眼睛也需要有一定的聚焦功能，才能自如、快速地变换注视点，比如学生在课堂上从黑板、老师再到课本之间的来回转换。调节是通过眼内部肌肉（睫状肌）的收缩和放松来改变晶状体的曲率实现的。因此，当调节力有缺陷时，不能快速有效地调节晶状体曲率，看远看近转换时就难以保持"看得清楚"，从而造成视物疲劳、学习困难。

双眼视觉功能

除了以上两点，学习时还包含双眼协同运动、扫视等高级功能，我们称之为"双眼视觉功能"，这是一种高级的视觉功能，需要双眼视觉信息在大脑视皮层进行复杂的加工。如果将屈光状态和调节力比喻为相机本身的功能，那么双眼视觉功能则可以比作软件的后期处理功能。双眼的视觉功能异常，可能导致单眼的抑制、复视或者混淆视、立体视觉功能丧失等。如果因为一些眼部疾病如弱视、斜视等造成的视觉功能发育异常，则会影响儿童的学

176

习能力，从而导致不同程度的学习障碍，如阅读能力差、学习拼音困难、认字困难、不能长久学习、注意力不集中等。

因此，拥有健康的眼睛对于学习非常重要。

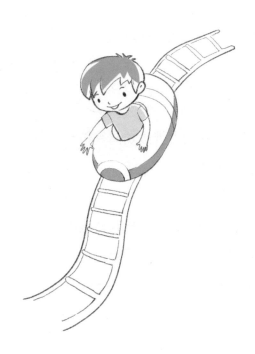

阅读丢字、落字，不完全是"马虎"

阅读时因为需要眼球运动参与，即使是视力好的孩子，如果出现视觉功能的异常或者眼部疾病，也可能引起学习困难。

阅读时需要用到的视觉功能有扫视运动、注视运动及往返运动。请把两只眼睛想象为两台照相机，在阅读时，两台照相机需要同时聚焦在文字上，同时协调一致地进行注视、扫视、往返运动。一旦两台照相机失去了"同步一致的节奏"或者"一台照相机聚不上焦"等异常情况，就会出现复视、重影，好像文字一直在晃动。因此，就算是"视力好"的眼睛，如果存在高级视功能的异常，在阅读的时候也会出现困难和障碍，会导致阅读能力低下，通常表现为阅读速度慢，阅读时经常"串行"，阅读丢字、落字，有些儿童需要逐字念读或者以手指协助阅读，或者喜欢闭一只眼睛阅读。

一些眼部疾病如弱视、斜视等，常常会造成视觉功能发育异常，从而引起孩子不同程度的学习困难。

因此，家长如果发现孩子存在阅读障碍，除了关注孩子的视力以外，还应该带孩子在专业机构进行视光学的综合检查，以评估眼部的健康情况和视觉功能情况。对于存在视觉异常的孩子，不仅仅是考虑视力的矫正，更需要进行相应的视觉功能训练，甚至进一步治疗，以获得良好的视觉功能，从而减少视觉功能对孩子学习的影响。

打乒乓球、羽毛球，对视力有好处吗

　　眼睛的调节力像照相机调节远近的变焦功能一样，能自如、快速地变换注视点，而在打乒乓球、羽毛球的时候，双眼以球为目标，不断调节距离和方向，使得眼内的肌肉（如睫状肌）和眼球外的肌肉同时交替收缩和舒张，可以一定程度地改善眼睛调节肌肉的紧张，同时也增加了眼部的血液供应和代谢，从而缓解视疲劳。

　　另外，在运动过程中，需要不断判断球类的距离，同时进行躯体的参与。这一过程会锻炼双眼视功能中的立体视功能，从而判断空间定位，以及大脑加工视觉信息同时引导躯体运动的能力，这些都需要大脑视觉皮层的参与，属于高级视功能。

　　其实，除了乒乓球和羽毛球，其他户外运动，如篮球、足球等，对近视也具有不可忽视的预防作用。在国家卫健委印发的《儿童青少年近视防控适宜技术指南》中，专家提出户外活动是最简单的预防近视的方式，充分接触阳光可以有效地保护视力。每天 2 小时、每周 10 小时以上的户外活动，可使儿童及青少年的近视发生率降低 10% 以上。一方面，因为太阳的光照强度比室内光照强度高数百倍，光照越强，多巴胺释放量越多，而多巴胺能抑制近视的发生和发展；另一方面，高强度光照可使瞳孔缩小、景深加深、模糊减少，也能起到抑制近视的作用，但是要注意过强的光照引起光损伤。

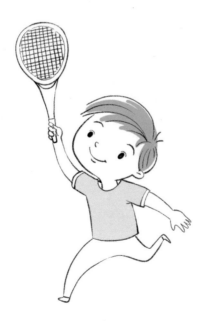

因此，让孩子们在户外活动起来，不管是乒乓球、羽毛球，还是其他球类运动，对于眼睛都是有好处的。

　　小提示：打球时需要注意保护眼睛，避免出现运动导致的眼外伤。

翻转拍、聚散球训练对改善眼睛调节力有用吗

翻转拍、聚散球的训练原理都是训练眼睛的调节力。训练调节力对眼睛有一定的保护作用，但是对于调节力好的孩子，是没必要进行这些训练的。

如何发现孩子眼睛调节力差

眼睛调节力差的孩子日常会有视疲劳相关的症状，比如孩子在长时间近距离活动后出现眼酸、眼涩。家长可以带孩子去医院检查眼睛调节力。

如何训练眼睛调节力

训练眼睛调节力要在戴合适的眼镜的情况下进行翻转拍、聚散球的训练，一般训练时长为每天 10 ～ 15 分钟。

提示家长眼睛调节力训练不宜过度，并且需要专业医生评估集合能力、眼位的情况后，同时结合孩子的屈光状态综合指导后再进行。

提升视觉类感统能力的家庭训练方法有哪些

　　根据孩子的年龄，家长可以选择合适的方式刺激孩子的视觉发育。

0 ～ 3 个月

　　3 个月的婴儿开始形成注视能力，眼球可以自由活动，可以平滑追视玩具移动。家长可以从黑白闪卡开始，慢慢过渡到彩色闪卡、颜色鲜艳的玩具等，在距离宝宝30 厘米左右的地方移动上述物品，锻炼宝宝的注视和追视能力。

3 ～ 6 个月

　　婴儿在 6 个月开始建立粗糙的立体视觉，能够判断距离和深度，也能观察到几米外的物体。在 3 ～ 6 个月这个阶段，家长可以用颜色鲜艳的玩具，吸引孩子用手抓握，让孩子注视不同距离的物体，进一步刺激双眼立体视觉的发育。

6 个月以上

　　幼儿从 6 个月开始视力逐渐发育，直至完善。家长可以带孩子进行搭积木、穿珠、描画等活动，锻炼孩子的手

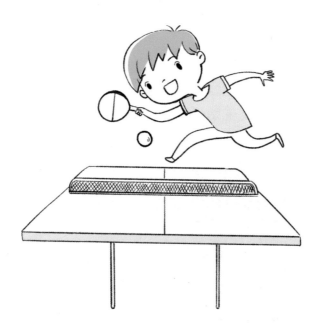

眼协调，促进视觉知觉能力。同时，增加户外活动的时间，尤其可以选择球类活动，比如乒乓球、足球、篮球等，既可以锻炼孩子的眼睛和肢体之间的协调，也可以通过户外活动预防近视的发生。